FEB15

La Revolución
de la Autosalud

LA REVOLUCIÓN DE LA AUTOSALUD

J. Michael Zenn

Traducción de Marc Barrobés

GRUPO ZETA

Barcelona • Madrid • Bogotá • Buenos Aires • Caracas • México D.F. • Miami • Montevideo • Santiago de Chile

Título original: *The Self-Health Revolution*
Traducción: Marc Barrobés
1.ª edición: marzo 2014

© J. Michael Zenn, 2012
© Ediciones B, S. A., 2014
    Consell de Cent, 425-427 - 08009 Barcelona (España)
    www.edicionesb.com

Printed in Spain
ISBN: 978-84-666-5490-6
Depósito legal: B. 1.838-2013

Impreso por Novagràfic, S.L.

Debes responsabilizarte personalmente de tu vida. No puedes cambiar las circunstancias, las estaciones ni el viento, pero puedes cambiarte a ti mismo.

JIM ROHN
Destacado filósofo americano de los negocios

Nota para los lectores

Esta obra contiene las opiniones e ideas de su autor. Fue concebida para proporcionar material útil e informativo sobre los temas tratados. Se publica dando por entendido que el autor y el editor no pretenden ofrecer servicios profesionales médicos, de salud o personales de ningún otro tipo en el libro. El lector debería consultar a su médico o profesional de salud competente antes de adoptar ninguna de las recomendaciones de este libro ni de sacar conclusiones de él. El autor y el editor no asumen ninguna responsabilidad, pérdida o riesgo, personal o de otro tipo, en que se incurra como consecuencia, directa o indirectamente, de la utilización y aplicación de cualquiera de los contenidos de este libro.

¡Lee esto antes que nada!

De entrada, quiero agradecerte personalmente que te tomes el tiempo para leer estas páginas. Soy consciente de que estás ocupado y de que hay muchas cosas en tu vida que reclaman tu atención. Al interesarte por este libro demuestras lo comprometido que estás en recabar información que mejore tu vida y la de tus seres queridos.

Si las estadísticas son exactas, el 50% de quienes empiecen a leer este libro no lo terminará, y el 25% no pasará del segundo capítulo. Para que puedas beneficiarte plenamente de su contenido, te pediré que lo leas entero. **Empieza por el principio y léelo hasta la última página. Por favor, no saltes adelante ni de un capítulo a otro buscando una respuesta inmediata a tus preguntas.** Tendrás la tentación de hacerlo, pero, por favor, ten paciencia y sigue este consejo. Toda la información de este libro aparece en un orden concreto por un motivo. *La Revolución de la Autosalud* carecerá de sentido para ti si lees las distintas partes fuera de su contexto.

Tal vez observes que muchos conceptos se repiten a lo largo del libro. Es algo hecho a propósito. Yo creo en la regla del cinco: *la mayoría de la gente tenemos que oír una cosa cinco veces antes de entenderla claramente.* La regla del cinco sin duda se me puede aplicar a mí, y espero que te ayude a comprender y asimilar los principios fundacionales de la Autosalud.

La primera mitad del libro te ofrecerá información impactante e inquietante. En algún momento quizá sientas un poco abrumado. Son datos difíciles de encajar pero que debes conocer. Te pido que perseveres, porque la segunda mitad te dará respuestas claras, sencillas y factibles para estas realidades negativas.

A lo largo de las páginas leerás acerca de empresas, organizaciones, productos y otros pensadores en los que creo firmemente e incluso apoyo. *No he recibido dinero de ninguna de estas empresas por citarlas, e incluyo únicamente aquellas que he comprobado personalmente y en las que creo sinceramente.* Jamás pondría el lucro por delante de mis principios, y desde luego tampoco por delante de la gente a la que trato de ayudar con este libro.

Tal vez estés pensando: «¿Quién es este tipo para escribir un libro sobre Autosalud? ¿Por qué debería escucharle? ¿Cuáles son sus credenciales?» Mis credenciales son sencillas. Soy un tipo normal y corriente que ha descubierto un secreto extraordinario que ha cambiado drásticamente su salud y la de incontables personas. Esta información crucial no es atribuible a mí. Su autoridad no se valida por mi pedigrí ni por mi genialidad personal (gracias a Dios). Soy simplemente alguien que ha dedicado tiempo y esfuerzos a leer más de un centenar de libros sobre la materia, a estudiar miles de páginas web y escuchar incontables vídeos, cedés y cintas de casete. He llamado a expertos de todo el país y he recorrido muchos kilómetros para hablar con alguna de la gente más inteligente que he podido encontrar para alimentar mi propia revolución de la Autosalud. En este libro comparto algo que ha funcionado maravillosamente para mí. El poder de *La Revolución de la Autosalud* se encuentra en el mensaje, no en el mensajero.

Para aquellos un poco escépticos, como lo era yo la primera vez que oí hablar de algunos de estos hechos, al final del libro se incluye un listado de fuentes que apoyan las pasmosas estadísticas y datos que se presentan. Os desafío a investigar cualquier cosa que encontréis en estas páginas para confirmar su veracidad. Pero, por favor, no cedáis a la incredulidad y la duda y os limitéis a cerrar el libro y negar sus afirmaciones sin investigar nada. *La Revolución de la Autosalud* hace algunas afirmaciones fascinantes y audaces; si son falsas, entonces este libro pasará a la historia dentro del montón de libros basura sobre salud, erróneos e inútiles. *Pero si las afirmaciones resultan ciertas, entonces tendrá implicaciones astronómicas para tu salud y la de todos aquellos por los que te preocupas.*

Así que hazte el favor de leerlo página a página, de principio a fin. No seas parte del 50% que se lo pierde y no llega a descubrir de qué trata la Autosalud. Mantén intacto tu escepticismo, compruébalo todo, pero actúa con la mente abierta. Por favor, espera a haberlo leído por entero —y meditado sobre él— antes de formarte una opinión final sobre él. Si lo haces, tal vez acabarás sorprendido y encantado con los resultados de tu debida diligencia.

Y por favor, ponte en contacto conmigo con tus comentarios, preguntas, ideas y recomendaciones en:

JMichaelZenn@gmail.com

Hay algo más poderoso que todos los ejércitos del mundo, y ese algo es una idea cuyo momento ha llegado.

VÍCTOR HUGO

Agradecimientos

Dedico este libro a mi héroe personal, mi padre, que me enseñó el auténtico significado del amor; a mi madre, que me animó a ver la belleza y la genialidad de la naturaleza, y a mis hijos, Jonathan y Amber, que me hacen sentir cada día feliz y orgulloso de ser padre.

Este libro ha sido la culminación de toda una vida de victorias y fracasos, de satisfacciones y sinsabores. He conocido a mucha gente influyente que afortunadamente se ha cruzado en mi camino y me ha obsequiado de manera altruista con su sabiduría y su fe. Me resulta imposible nombrarlos a todos, pero me gustaría mencionar a algunos. Quiero expresar mi más profunda gratitud para con el increíblemente capacitado equipo de editores de Simon & Schuster, incluyendo a: Suzanne Donahue, vicepresidenta y editora asociada; Leslie Meredith, vicepresidenta y editora en jefe; Dominick Anfuso, vicepresidente y editor en jefe; Donna Loffredo, editora asociada; Carisa Hays, vicepresidenta y directora de publicidad; Larry Hughes, director adjunto de publicidad; Kristin Matzen, publicista asociada; Nicole Judge, directora de marketing; Claire Kelley, directora de marketing; Phil Metcalf, editor de producción; Erich Hobbing, diseñador del interior; Eric Fuentecilla, diseñador de la cubierta, y, por descontado, a la talentosa Martha Levin, vicepresidenta ejecutiva y editora, sin la cual este proyecto jamás se hubiera hecho realidad.

El admirable equipo de Free Press no solo se ha esforzado increíblemente en este libro sino que también ha demostrado lo mucho que cree en su mensaje, objetivo y pasión. Es fácil de entender por qué es uno de los equipos editores de mayor éxito en la historia de la industria editorial.

También quisiera darle las gracias a mi publicista, Stephen Hanselman, que creyó en este proyecto desde el primer día. Stephen es sin duda uno de los mejores agentes del mundo y representa a muchos escritores de primer orden. Su conocimiento del mundo editorial es insuperable.

También quisiera agradecer especialmente a Deborah Morin y John Mackey, que han demostrado, tanto o más que ninguna otra pareja, su enorme compromiso por educar a nuestro país sobre la necesidad imperiosa de la Autosalud y han puesto al alcance de la gente un lugar maravilloso donde encontrarla. Son y serán siempre mis héroes.

A mi buena amiga Libby, un ángel caído del cielo para rescatarme. Me levantaste, me alzaste los brazos y me ayudaste a andar de nuevo. Estaré siempre en deuda contigo.

Por encima de todo, quiero dar las gracias al Creador por haberme puesto en una época como esta. Mi vida no es más que un regalo de este ser magnífico al que amo y adoro.

Finalmente, me gustaría dar las gracias a Harvey Diamond, autor de *La antidieta (Fit for Life)*, un libro que estuvo en el número uno de la lista de éxitos del *New York Times* durante cuarenta semanas seguidas, algo sin precedentes, y que se ha convertido en uno de los veinticinco libros más vendidos de la historia editorial, situándose junto a otros como *Lo que el viento se llevó* y la Biblia. Harvey ha sido una gran inspiración y un estupendo mentor, y debo muchas de las opiniones de este libro a su cálida genialidad.

¿Sabías que ahora mismo,
en medio de esta descomunal crisis económica,
tienes el triple de posibilidades de enfermar?

Desde 1929 no se había visto tanto miedo, estrés y pánico financiero. Lo que se cierne sobre nosotros actualmente es lo que muchos llaman «la tormenta perfecta» o, incluso peor, «el Apocalipsis financiero». Creas o no en este sensacionalismo a gran escala, si llega a hacerse realidad una profundización de la recesión o incluso se duplica, el mayor riesgo no será para tu cartera, tu plan de pensiones, tus ahorros o tu cuenta bancaria.

Un inquietante nuevo informe demuestra que el impacto más dañino de una crisis financiera es para tu salud personal. En un estudio realizado con 1.800 personas, el 91% sufrió un declive de salud al verse expuestos a problemas financieros. En realidad, tenían el triple de probabilidades de caer enfermos —el triple de probabilidades de ser diagnosticados de enfermedades estacionales, enfermedades crónicas, presión arterial elevada, colesterol alto, trastornos cardíacos, cáncer, depresión y otras dolencias relacionadas con el estrés— que la gente que gozaba de estabilidad económica.

Durante la Gran Depresión, la malnutrición y las enfermedades crónicas se multiplicaron por más de tres. En tiempos de penurias económicas, las preocupaciones abundan y todos sabemos que el estrés reduce drásticamente la capacidad de nuestro sistema inmune para combatir las infecciones. Debido al miedo, la gente tiende a ingerir comidas más baratas o comidas de confort (toxinas), se reducen las rutinas de ejercicio (reduciendo el oxígeno en sangre) y se abandonan los alimentos más caros y ricos en nutrientes, los probióticos y los suplementos (dando como resultado una malnutrición). Nos traiga lo que nos traiga la tormenta en que estamos, tienes que decidir no unirte a las filas de los millones de víctimas que se han visto atrapadas por este tsunami de autodestrucción de la salud.

¡Únete a la Revolución de la Autosalud! Plantéate ya mismo proteger tu salud y la de tu familia de la crisis actual. Comprométete personalmente con el desafío de diez días de este libro. Si funciona, conviértelo para siempre en parte de tu estilo de vida y tu sistema de creencias. Así ya no tendrás que temer por las tormentas financieras que provocan enfermedad. Te aseguro que a mí me ha servido. ¡Hace años que no me pongo enfermo (ni siquiera un resfriado)!

PRÓLOGO

Lo que no sabemos es que no sabemos

> No es tanto lo que la gente no sabe lo
> que causa los problemas. Es lo que sí
> sabe que no los causa.

> ARTEMUS WARD,
> *humorista estadounidense*

No lo sabíamos. Sé que yo no lo sabía. Y estoy bastante seguro de que ellos no querían que lo supiéramos.

Desde hace bastante tiempo, los estadounidenses se han sentido cómodos con la idea de que los doctores, la profesión médica, la industria farmacéutica, las grandes compañías alimentarias e incluso el personal de la Agencia de Alimentación y Medicamentos (FDA) se preocupaban de nuestra nutrición y nuestra salud. Pues nos espera una sorpresa. Si el huracán *Katrina*, el vertido de petróleo en el golfo de México y el enorme déficit federal nos dicen algo de la capacidad de nuestro gobierno de prever y solucionar los problemas, es que nuestro descomunal gobierno e instituciones no son nuestros salvadores y que son capaces de cometer errores por ignorancia casi incomprensibles.

¿Podría estar el gobierno igualmente equivocado sobre lo

que comemos y cómo afecta a nuestra salud? Deberíamos pensar que cualquier alimento que lleve el sello de aprobación del gobierno federal es saludable. ¿Podemos confiar realmente en eso? Parece que como tenemos la barriga llena y comemos lo que las grandes compañías alimentarias, anunciantes y funcionarios del gobierno nos dicen que deberíamos comer, deberíamos estar consumiendo todos los nutrientes que necesitamos para vivir sanos. Pero ¿cómo podemos estar seguros?

Muchos pensábamos que estaba bien comer lo que come el resto de la gente por el simple hecho de que lo come el resto de la gente. Ahora sabemos que, si lo hacemos, podemos acabar contrayendo todas las enfermedades que está padeciendo el resto de la gente (cada vez en mayor número).

LA «CONSPIRACIÓN MULTILATERAL»

Del mismo modo, mucha gente cree que las empresas farmacéuticas se esfuerzan noche y día siete días a la semana por conseguirnos la fuente de la eterna juventud en forma de pildoritas lilas. Pero tal vez las empresas farmacéuticas tengan otras motivaciones. Son empresas que básicamente ganan dinero gracias a la gente enferma, no a la gente muerta ni a la gente sana, sino a la gente enferma, aquella a medio camino entre la salud y la muerte, destinada a luchar toda su vida contra enfermedades crónicas tomándose una píldora crónica. De modo que las empresas farmacéuticas podrían no estar demasiado preocupadas por los efectos a largo plazo de lo que comes, aunque sea malo para ti, porque en definitiva eso les proporciona unos cuantos clientes más.

Seguro que has oído hablar de conspiraciones de la derecha y conspiraciones de la izquierda. Aunque este no es un libro sobre teorías de la conspiración, sí creo que hoy existe lo que podríamos llamar una «conspiración multilateral». Una conspiración concebida para hacerte comer cosas inadecuadas, vivir con enfermedades no curadas, tomar medicamentos innecesarios y seguir crónicamente enfermo gracias a estos medicamentos el resto de tu vida. Las instituciones médicas, las empresas alimentarias y la industria farmacéutica ganan mucho dinero gracias a la gente enferma. ¿Es posible que «quieran» que estemos enfermos? ¿Puede que sean tan corruptos, tan sumamente ineptos, o es que les da igual?

EL AMOR POR EL DINERO

Sé que esta descripción puede resultar un poco exagerada. He de dejar claro que no creo que tenga nada de malo que los dueños de negocios, los ejecutivos o las corporaciones ganen mucho dinero si dan un buen servicio u ofrecen un producto que realmente ayude a la gente. Con esa misma mentalidad, espero que este libro sea un éxito. Pero también hay que desenmascarar a las empresas que ganan dinero aprovechándose de la ignorancia de sus clientes, aunque tengan el derecho legal a existir. ¿Es posible que todas estas compañías y organizaciones enormes que emplean a miles de personas estén de algún modo conspirando contra nosotros? No creo que sea nada personal, ni creo que la cosa tenga su origen en los millones de empleados rasos que trabajan en estas compañías. Estoy seguro de que muchas de estas organizaciones iniciaron el camino que las ha llevado adonde están hoy con la mejor de las intenciones. ¿Puede que les pasara algo a sus empleados y accionistas que en última instancia les haya llevado a seguir motivaciones totalmente distintas?

Por desgracia, no hace falta ni que responda, ¿verdad? Es una historia que se ha contado de generación en generación. Es la historia de cómo buenas personas bajo presión se vuelven avariciosas sin querer y finalmente están dispuestas a decir cualquier cosa, hacer cualquier cosa y aprovecharse de quien haga falta para ganar más dinero. Como dice la Biblia, «el amor por el dinero es la raíz de todo mal». ¿Te sorprendería descubrir que la avaricia es hoy en día una fuerza tan poderosa en el mundo?

NADIE TE AMA COMO TÚ MISMO

Mi idea no es despotricar contra estas organizaciones y empresas, aunque sus tejemanejes deberían salir a la luz. Mi interés radica en demostrarte que nadie cuidará de ti tan bien como puedes hacerlo tú mismo. No tengas dudas: nadie te ama como tú mismo. Cuando se trata de salvar tu propia vida, de proteger tu salud y la de tu familia del asalto de las empresas y organizaciones avariciosas que te venderán cualquier cosa, te harán comer cualquier cosa, te inyectarán cualquier cosa, es el momento de tomar el control de tu propia salud. Puede que haya llegado el momento de recuperar lo que es tuyo y dejar de confiarle algo tan valioso y precioso a terceros. Es algo que solo tú puedes hacer y que deberías desear hacer. Si no lo haces, sin duda habrá quienes se alegrarán de tomar el control de tu salud por ti.

Es por eso que he escrito este libro: para ayudarme y para ayudarte. Quiero compartir contigo lo que he aprendido. Quiero que sepas que basta con tres pasos sencillos para cambiar tu vida. ¡Podrás experimentar una revolución de tu propia salud! Te despertarás lleno de energía, perderás peso, mejorarás la digestión, tendrás mejores experiencias en el váter, te liberarás de muchos achaques y dolores, equiparás a tu cuerpo para combatir las enfermedades estacionales, crónicas o mortales, dormirás más profundamente, aumentará tu apetito sexual y disfrutarás la vida como nunca antes. Mucha gente no sabe lo que se pierde porque no sabe lo bueno que puede llegar a ser, ni cómo son realmente una buena vida y una buena salud.

¿DEMASIADO BUENO PARA SER VERDAD?

Sé que puede sonar demasiado bueno para ser verdad, o irreal, incluso increíble. Tal vez estés pensando: «A ver, ¿quién es este tipo que nos dice todo lo que queremos oír?» Normal. Entiendo cómo puedes sentirte, pero te ruego que me des la oportunidad de explicarme. ¿Y si hubiera algo de verdad? ¿No te gustaría saber más?

Lo que he descubierto no es un nuevo producto, una nueva idea, una nueva dieta relámpago, una estrategia de marketing en la red, un ingrediente secreto o una verdad desconocida. Lo que he descubierto y redescubierto son verdades antiguas —verdades que proceden de la infinita sabiduría del universo, dadas por el propio Creador y que han pasado de generación en generación pero que la mayoría hemos olvidado en este mundo moderno—. Es una verdad que seguramente tu tatarabuela conocía muy bien. Una sabiduría que han practicado las civilizaciones a lo largo de los tiempos, se practica hoy en regiones remotas del mundo y tal vez se sigue incluso en secreto en los hogares de unos pocos estadounidenses contemporáneos. Es un secreto que ha cambiado millones de vidas a lo largo de los siglos y que puede cambiar tu vida y la de tus seres queridos.

LA ESQUINA DEL SENTIDO COMÚN

Los secretos de la Autosalud son verdaderamente sencillos y fáciles de entender. No te costará una fortuna ponerlos en práctica, ni exigirá horas y horas de tu tiempo, ni requerirá que te comprometas en tareas hercúleas ni en dietas que te maten de hambre, ni siquiera que cambies radicalmente de estilo de vida. La Autosalud no te pedirá que cuelgues el cerebro en el perchero y abraces algún tipo de enseñanzas místicas que contradigan el sentido común. La Autosalud apelará con convicción a tu intuición y tu lógica. Tendrá sentido para ti porque realmente tiene todo el sentido del mundo. Es como algo que ya sabes, pero que has olvidado porque ha pasado mucho tiempo desde que lo desterramos a las telarañas del subconsciente.

DIETAS QUE MATAN

A mí me encanta la comida y me encanta comer. ¿Y a ti? Para mí, comer es la parte más satisfactoria del día. No estoy seguro de si hay algo que me guste más que sentarme a una mesa de manjares deliciosos. La Autosalud no te pedirá que abandones el comer bien. Sabemos que las dietas no funcionan. Mucha gente ha sufrido e incluso ha muerto por seguir la dieta equivocada. Las dietas están diseñadas para que el cuerpo pase hambre, pero la Autosalud te enseñará a alimentar tu cuerpo comiendo alimentos sabrosos y en gran cantidad. Sin duda no son estas las enseñanzas de un monje asceta ni de un Buda moderno que quiera vivir su vida con una alubia al día. Podrás comer más comida y más sabrosa, y tanta como te pida el cuerpo. Hay comidas y sabores que ofrecen experiencias inenarrables, son las comidas más sabrosas del planeta.

Sí, me consta que todo esto puede sonar a historia de hadas, pero te aseguro que no lo es. Es tan real como el papel en que está impresa esta tinta. Lo sé porque lo he experimentado yo mismo. Puedo escribir estas palabras con toda la autoridad, integridad y veracidad del mundo porque la Autosalud

---

Los hechos no dejan de existir aunque
se los ignore.

ALDOUS HUXLEY, ESCRITOR VISIONARIO

---

es algo que he vivido. Ha cambiado mi vida para siempre. Por eso me he comprometido a compartir esta verdad con tanta gente como sea posible durante el resto de mi vida.

Sé que eres escéptico, y deberías serlo. Quiero ayudarte a volverte todavía más escéptico respecto a las cosas que te han contado aquellos que solamente tienen un motivo en mente: separarte del dinero que tanto te ha costado ganar. Te pido que me pongas a prueba. Que compruebes si lo que digo es verdad. Prueba las verdades de Autosalud de este libro y a ver si no obtienes los mismos resultados que yo. Para utilizar una comida estereotipo, la prueba está en el pudin. Así que prueba el pudin; si lo haces, no tengo duda acerca de lo que descubrirás.

SÉ ESCÉPTICO PERO DÉJATE ENSEÑAR

Existe una diferencia entre tener la mente cerrada y ser escéptico. Hay gente que no quiere saber lo que no sabe. A esta actitud se la ha llamado «el síndrome del avestruz» (animal que ante un peligro suele enterrar la cabeza en la arena). Hay gente que pone en duda la validez de informaciones incómodas por miedo a tener que cambiar si sabe la verdad. De modo que prefieren no saber nada en absoluto. Comprendo esta resistencia, ya que yo mismo he vivido gran parte de mi vida de esta manera. Sin embargo, esta actitud puede ser peligrosa. Por ejemplo, yo podría no creer en la ley de

> No creas en nada, no importa dónde lo hayas leído
> o quién lo haya dicho, incluso si lo he dicho yo,
> a menos que concuerde con tu propia razón
> y tu propio sentido común.
>
> BUDA

la gravedad e incluso podría negar su existencia, pero eso no cambiará la realidad de la gravedad. Si me cayera o saltara desde lo alto de un edificio, la gravedad demostraría que es realmente una ley objetiva universal (tanto si creo en ella como si no).

Lo importante no es que seas escéptico, sino que te dejes enseñar. ¿Estás abierto a creer en algo y realizar cambios una vez que se te demuestre que es verdad? Si es así, entonces eres un aprendiz que se deja enseñar. El célebre erudito W. S. Howell afirma que pasamos por cuatro fases distintas mientras aprendemos:

1. *Incompetencia inconsciente:* No sabes lo que no sabes.
2. *Incompetencia consciente:* Descubres que no eres tan competente como creías.
3. *Competencia consciente:* Empiezas a esforzarte en serio para progresar y aprender.
4. *Competencia inconsciente:* El conocimiento se convierte en una parte tan integral de ti mismo que puedes utilizarlo automáticamente. Lo sabes, lo haces y lo enseñas a los demás.

Tras leer este libro, tal vez experimentes un despertar, como me sucedió a mí, a algunas verdades y conocimientos que nunca habrías imaginado creíbles. Si te dejas enseñar, podrías encontrarte recorriendo estas cuatro fases y, espero, despertando a otros a las poderosas verdades de la Autosalud que has abrazado. Creo que si estás leyendo este libro es más que probable que seas una persona que se deja enseñar y que quiere mejorar su vida y las de los demás. En tal caso, sigue adelante con tu sombrero de escepticismo bien encasquetado, pero lee con la mente abierta y dispuesto a aprender. El viaje a la Autosalud empieza en las próximas páginas.

Toda verdad pasa por tres etapas. Primero es ridiculizada. Segundo, recibe una violenta oposición. Tercero, resulta aceptada como algo evidente.

ARTHUR SCHOPENHAUER, FILÓSOFO ALEMÁN

1

Creía que me estaba muriendo

Despertó del sueño de la vida.

Epitafio en una lápida

Fue el día que cumplía cuarenta años. Me miré fijamente en el espejo. No fue una visión agradable. Me acordé de mi padre, que había sido un gran hombre, devoto y trabajador, fuerte y lleno de energía durante gran parte de su vida. Había sido un atleta increíble a los treinta. Yo lo consideraba invencible. Hasta que cayó enfermo, claro. Murió a los cincuenta y siete años, cansado, con sobrepeso, destrozado por una enfermedad crónica y tomando medicamentos que le hacían más mal que bien. Yo me había prometido ante su tumba que no sufriría el mismo destino. Sin embargo, cuando me miré en el espejo aquel día, vi mucho de la enfermedad de mi padre en mí y, como puedes imaginar, me llevé un susto de muerte.

CADA VEZ MÁS GORDO

Solo tenía cuarenta años y me sentía como un anciano, con sobrepeso y falto de energía. Gordo, en realidad. Se podría decir que era el doble de hombre de lo que quería ser. Sobrevivía al día a día por simple coraje y fuerza de voluntad. Me sentía tan enfermo que creía que me estaba muriendo. Acosado por la indigestión, me había transformado en un dejado, en un tipo bajo de forma y que parecía mayor de lo que era, cansado, con barriga cervecera, una persona que había dejado de ser energética y delgada y de estar en forma. Pensé en mi futuro y me vi rápidamente incluido en una estadística. ¿Habría una enfermedad crónica, un cáncer o un infarto en mi futuro próximo? ¿Y qué pasaría con mi familia, a la que tanto quería? ¿Tendrían que despedirse de mí demasiado pronto, como había tenido que hacerlo yo con mi padre?

Mientras contemplaba a aquel hombre cuyo reflejo apenas cabía en el espejo, me di cuenta de que si no cambiaba algo, tendría la cintura más ancha al año siguiente, aún menos energía y probablemente más problemas de salud. Antes solía gastar la ropa; ahora se me quedaba pequeña a una velocidad que me costaba de creer. ¿Cómo podía haber ocurrido algo así?

La cosa iba de bocado en bocado. Como dijo el sabio educador irlandés Thomas Moffet: «Cavamos nuestra tumba con los dientes.»

Recuerdo con gran cariño cuando pasaba temporadas en casa de mis abuelos, ayudándoles a trabajar en su huerto orgánico, disfrutando un día tras otro de las verduras frescas y la fruta que cultivaban, los huevos que recogían y la carne de los animales que criaban. Tenían la comida más sabrosa que había probado en mi vida. Ellos consideraban lo que comían como algo normal, pero sus costumbres alimentarias y agrícolas representaban un estilo de vida que pronto se vería desplazado y olvidado.

EL NACIMIENTO DE LA COMIDA FALSA

En 1972, con solo ocho años, era felizmente inconsciente de que estaba sucediendo algo enrevesado que cambiaría para siempre la naturaleza de los alimentos para mí, mi familia y todas las familias de Estados Unidos. La FDA acordó permitir a las grandes compañías alimentarias anunciar y vender «alimentos» que, en la práctica, no tenían nada de alimento. Comida de imitación, si lo prefieres, sustancias parecidas a la comida o, como me gusta llamarlas, «comida falsa». Según Michael Pollan, autor de *El dilema del omnívoro*, en el siglo XIX los estados decretaron que la comida falsa, como la mantequilla de imitación, tenía que teñirse de rosa para que nadie cayera en el engaño. Pero desde 1972 pueden alimentarnos con esta comida falsa y llamarla «pan, mantequilla, leche o queso», aunque no tenga nada que ver con lo que siempre se había conocido como pan, mantequilla, leche o queso.

¿Por qué aprobó tal cosa la FDA, y por qué las grandes compañías alimentarias estaban tan interesadas en que así fuera? Hay tres motivos: 1) la comida falsa es más barata de elaborar; 2) se conserva durante mucho más tiempo, y 3) sus fórmulas, patentes y marcas registradas pueden ser propiedad de una compañía, al contrario de lo que sucede con la comida real. (¡Intenta patentar un melocotón!)

¿Recuerdas el pan de molde Wonder? Es tan ligero, blando y esponjoso, incluso «enriquecido». («Enriquecido» significa que tratan de devolverle los nutrientes destruidos durante el procesamiento.) El pan Wonder, como tantos panes modernos, apenas se asemeja a las recetas que podía haber conocido nuestra bisabuela. Compara la diferencia:

Ingredientes del pan de la bisabuela
Harina de trigo integral molida a la piedra, levadura, agua, miel, sal marina y aceite de oliva.

Ingredientes del pan Wonder
(pan procesado)

Harina blanca enriquecida, agua, gluten de trigo, jarabe de maíz alto en fructosa, contiene un 2% o menos de: aceite de soja, sal, melaza, levadura, mono y diglicéridos, mono y diglicéridos etoxilados, acondicionadores de masa (estearoil lactilato de sodio, yodato de sodio, dióxido de calcio), ésteres de mono y diglicéridos con ácido diacetil tartárico, sulfato de calcio, vinagre, nutriente de levadura (sulfato de amonio), extractos de cebada y maíz malteados, fosfato dicálcico, fosfato diamónico, propionato cálcico (para mantener el frescor).

Tras leer los ingredientes, podrías preguntarte si es realmente pan. Deberías preguntártelo. De hecho, una buena regla práctica es: **si te cuesta pronunciar los nombres de los ingredientes, no lo comas.**

Hace pocos años, un juez británico en un caso de impuestos decretó que las Pringles no podían ser consideradas patatas fritas (ni patatas chips o, como lo llaman en el Reino Unido, *crisps*) porque solo el 42% está hecho de patata. El resto está hecho de arroz, harina y otros ingredientes de relleno.

Irónicamente, Procter & Gamble (el fabricante de las Pringles) había defendido ante un tribunal que las Pringles no eran realmente patatas fritas, por lo que no se les podía aplicar un IVA del 17,5%. Inicialmente, Pringles convenció al tribunal de que no eran patatas fritas, aunque ahora ese fallo ha sido anulado y el Reino Unido cobra el impuesto.

Sí, nuevas y excitantes comidas falsas se han producido, anunciado y lanzado al público, que ha comprado masivamente estas comidas de imitación. Doritos, Cheese Puffs, Twinkies, Pop-Tarts, Lucky Charms y muchas otras marcas se han convertido en nuevas «comidas» populares y se pueden encontrar en casi todos los hogares y en las barrigas de la mayoría de los niños. Los anuncios de la tele nos han presentado a personajes animados de los productos que se han vuelto tan famosos como los personajes de Walt Disney (el capitán Crunch, Tony el tigre, Ronald McDonald). Las cadenas de comida rápida se han convertido en una señal identitaria de nuestra civilización y han surgido como setas por todas partes. Nos hemos convertido rápidamente en lo que Eric Schlosser llamó acertadamente «una nación de comida rápida». La dieta estadounidense ha cambiado tanto que se ha vuelto más fácil encontrar Big Macs y Coca-Colas que una manzana.

EL PAÍS DE LA COMIDA MÁS RÁPIDA

Pronto le siguieron otros cambios. Las madres dejaron de ponerse el delantal y de cocinar. Salir a comer al restaurante, comprar comida para llevar o pedir comida rápida a domicilio se convirtió en la norma, mientras que comer comidas caseras con la familia pasó a ser la excepción. Los productos frescos de la granja se convirtieron en algo del pasado, y la mayoría de la gente pasó a estar demasiado ocupada para detenerse incluso en el ocasional puesto de productos frescos junto a la carretera. Las comidas procesadas, congeladas, instantáneas, de microondas y envasadas sustituyeron a la fruta y la verdura frescas en mi casa e incluso en el colegio. (No bromeo. Una vez le pregunté a un empleado de la cafetería dónde estaban las verduras y me señaló el kétchup.) Convencidos por los especuladores de la comida basura, los colegios de todo el país pusieron máquinas expendedoras de tentempiés y refrescos con gas ya que los beneficios de las ventas servían para recaudar fondos. Parecía como si el apetito de los niños por estas comidas rápidas fuera insaciable.

EL NACIMIENTO DEL BIG MAC

Yo me uní orgulloso al frenesí nacional de la comida rápida. Mi primer empleo como adolescente fue en un McDonald's, y probaba con impaciencia todo lo que los genios creativos de los laboratorios del gigante de las comidas rápidas inventasen para hacer que la comida falsa pareciese auténtica. Fui testigo del nacimiento del Big Mac, el Cuarto de Libra con Queso, el bocadillo McPollo y las ahora infames McNuggets de pollo (la comida falsa por excelencia). Estaba enganchado. Había adoptado un nuevo estilo de vida y nuevos hábitos alimentarios que me seguirían hasta la vida adulta. Y no estaba solo: millones de estadounidesnes estaban siendo seducidos para seguir el mismo camino que yo. Marcharíamos juntos (o anadearíamos como patos) hacia un futuro nada saludable.

EL ENGORDE DE ESTADOS UNIDOS

En 1980, si asistías a un partido de fútbol americano, subías a lo alto de las gradas y mirabas abajo a la multitud, entre el público habrías visto a unos pocos tipos bajos de forma y con sobrepeso. Ve a cualquier partido de fútbol hoy, a un restaurante de comida rápida, a un supermercado o a cualquier lugar público, ya puestos, y verás que la mayoría de la gente sufre de sobrepeso y está en baja forma. Nadie puede negar que Estados Unidos está engordando. Cada vez parece que haya menos gente delgada y en forma. De hecho, el adulto medio de hoy día pesa once kilos más que en 1960, y el niño medio es casi siete kilos más gordo.

Y al mismo tiempo que los estadounidenses van engordando, se produce un *boom* de clínicas y negocios de adelgazamiento. Existen algunas pocas historias de éxito, pero piénsalo bien: estas granjas de gordos solo ganan dinero si hay gordos. Sus programas suelen ser difíciles de seguir, casi siempre son caras y no sirven para la mayoría de la gente.

¿FORMA FÍSICA O BIENESTAR?

Puede que estés en forma, pero ¿estás bien? Puede que hagas ejercicio regularmente, que corras a menudo, puede que tengas unos buenos bíceps, unos glúteos firmes y unos abdominales que sean la envidia de todos, y aun así estés solo a una sesión de entrenamiento de sufrir un infarto o de que te diagnostiquen cáncer. ¿Te suena el nombre de Jim Fixx? Fue el autor de *The Complete Book of Running* (El libro completo sobre correr) y muchos lo consideran el padre del *footing* y del movimiento por la forma física en Estados Unidos. Cayó muerto a los cincuenta y dos años de edad por un fulminante ataque al corazón mientras corría. Todo el mundo se quedó pasmado. Y todavía se asombraron más cuando su autopsia reveló que los depósitos de grasa habían bloqueado un 95% de una arteria coronaria, un 85% de una segunda y un 50% de una tercera. Estaba en forma, pero no estaba bien en absoluto.

El cuerpo necesita ejercicio, pero el ejercicio por sí solo no puede darnos la salud. El ejercicio solo puede ayudar a un cuerpo que no esté sobrecargado de malnutrición por comer alimentos muertos y toxinas. Si haces ejercicio, tal vez tendrás un buen aspecto físico y energía y te sentirás fuerte y animado, y aun así tu cuerpo puede que tenga que hacer horas extra para solucionar los efectos dañinos de lo que comes.

El bienestar consiste en alimentar tus células y fortalecer tus músculos con las comidas más nutritivas del planeta. Tus células pueden tener buen aspecto, pero ¿de qué están hechas? ¿Hasta dónde llega tu forma física? Para muchos, no va más allá de la piel. **Puedes tener buen aspecto pero no estar bien. La forma física es un lujo, pero el bienestar es una necesidad.**

SÁCALE PARTIDO A LA AUTOSALUD

Mientras me miraba en el espejo el día de mi cuadragésimo cumpleaños, contemplando mi envejecimiento prematuro y una muerte inminente por la dieta, tomé una decisión y dije en voz alta: «¡No voy a vivir ni un día más así!»

Decidí encontrar un modo de perder peso, recuperar la energía, recobrar mi cuerpo y vivir mi vida como realmente hay que vivirla: con salud y felicidad. Tomé la resolución de no caer presa de una enfermedad crónica como mi padre y millones de personas más. No me despertaría una mañana para descubrir que me habían diagnosticado un cáncer, un trastorno cardíaco o diabetes. Le sacaría partido al día, al presente. Tomaría el control de mi propia salud y mi propio destino. Desde ese momento, todo en mi vida cambió, y comencé lo que pronto llamaría mi «Revolución de la Autosalud».

2

Más enfermos que nuestros padres

Sin salud, nada tiene sentido.

EVERETT MAMOR,
escritor y comentarista social francés

Imagina un enorme tsunami de cientos de metros de altura que avanza hacia Estados Unidos a una velocidad vertiginosa. De hecho, las primeras olas ya han empezado a llegar a la costa.

Este tsunami que se acerca es la ola gigantesca de la «diabesidad» (obesidad + diabetes).

Por primera vez en la historia de nuestro país, el 35% de sus habitantes son obesos y diabéticos. Y aún más espeluznante: esto representa casi un 25% de aumento en solo tres años (de 2008 a 2010). A este ritmo, de aquí a cinco o quince años entre un 50% y un 70% de los estadounidenses serán obesos. No hay ningún sistema sanitario en el mundo capaz de manejar tal magnitud de enfermedad y los consiguientes gastos médicos. Si este tsunami de la «diabesidad» sigue avanzando sin obstáculos, es probable que acabe con nuestro sistema sanitario y potencialmente se lleve consigo nuestra frágil economía.

Aturde pensar que nuestra generación es la primera en la

historia de Estados Unidos que está más enferma que la anterior. Según un artículo del *Journal of Pediatric Nursing* (Revista de Enfermería Pediátrica) de enero del 2010, esta generación de niños podría ser la primera en tener una expectativa de vida hasta diez años más corta que la de sus padres. Se mida como se mida, la salud de los estadounidenses está empeorando. Gastamos más en asistencia médica que ninguna otra sociedad del mundo, y sin embargo dos tercios de los estadounidenses tienen sobrepeso (un 74% más que en 1991), más de veinte millones sufren diabetes (un 61% más que en 1991), y más de cuarenta millones tienen prediabetes (todavía sin diagnosticar). Seguimos cayendo víctimas de ataques al corazón en la misma proporción que caíamos hace treinta años, y la guerra contra el cáncer, iniciada en la década de 1970, ha sido un lamentable fracaso. Sin duda estamos más enfermos que nuestros padres, y ciertamente más que nuestros abuelos.

Piénsalo. ¿Cuánta gente conoces con diabetes, cáncer o problemas cardíacos, o que tenga que tomar alguna medicación? Cuando yo era pequeño, estas eran enfermedades de ancianos y de unos pocos desafortunados; ahora lo son de nuestros padres, parejas, hijos y, sí, incluso nuestras.

TODO EL MUNDO TIENE LA SUYA

A uno de cada dos hombres en Estados Unidos le diagnosticarán cáncer, y a más de una de cada tres mujeres. Imagínate esto: en una sala llena de gente, la mitad de los hombres y como mínimo un tercio de las mujeres van a desarrollar algún tipo de cáncer. Es un hecho, por increíble que resulte. Vivimos en un mundo en que la medicina alcanza sus cotas más altas y con tal vez el mayor desarrollo intelectual que haya conocido la humanidad, y sin embargo en Estados Unidos el 38% de la población morirá de cáncer y al 42% lo matará un ataque al corazón, una enfermedad cardíaca, la diabetes o un derrame cerebral. Ahora sabemos que la mayoría de estas enfermedades puede prevenirse, no por parte de la medicina sino por las elecciones concretas que tomemos como individuos. Sí, el poder de la prevención está en nuestras elecciones.

No solo estamos enfermos, sino también cansados. La fatiga es un problema para millones de estadounidenses —treinta millones, para ser exactos—. Nos despertamos cansados, nos dormimos viendo una película, estamos demasiado cansados para el sexo, nos adormilamos al volante o en el trabajo. Tratamos de combatir la fatiga con píldoras sin receta, bebidas energéticas, cafés caros de Starbucks, azúcar e incluso cocaína.

SINTIENDO EL DOLOR

Según una encuesta Gallup de 2011, hay una aflicción aún más importante, «la epidemia oculta», llamada así porque no se supo hasta hace poco cuánta gente la sufría exactamente. Lo que descubrieron los investigadores fue asombroso. El estudio demostraba que el 90% de los estadounidenses sufre algún dolor concreto regularmente (al menos una vez al mes), y un 42% (90 millones de personas) sufre dolores diariamente. Si te sientes tentado de pensar que esto podría ser una exageración, échale un vistazo al estante de analgésicos de tu farmacia. Hay Tylenol, Advil, Motrin, Aleve, Anacin, Excedrin, Bayer, Bufferin, Ecotrin, Ascriptin, Capzasin, Doan's, Goody's y polvos BC —por nombrar solo unos pocos—, y cada día colocan alguno nuevo. Alguien está ganando muchísimo dinero gracias a nuestro dolor. ¿Cuál es tu analgésico favorito?

NUESTROS HIJOS, CADA DÍA MÁS ENFERMOS

Resulta más triste y desalentador todavía pensar en lo que les está pasando a nuestros hijos. Si nosotros estamos más enfermos que nuestros padres, nuestros hijos sin duda se están volviendo aún más enfermos que nosotros. La cantidad de niños obesos se ha triplicado en los últimos veinte años. Los que seáis un poco mayores podéis confirmarlo fácilmente solo con sacarle el polvo al viejo anuario del instituto. Mirad a vuestros compañeros de clase y comparadlos con los niños de un instituto actual. Veréis que los chavales de ahora están más gordos.

Como nuestros hijos están más gordos, un niño nacido en el año 2000 tiene un 30% más de probabilidades de desarrollar una diabetes, y ahora sabemos que el 80% de los diabéticos sufrirá enfermedades cardíacas. De hecho, autopsias de niños de solo cinco años revelaron que ya se estaban formando depósitos de grasa en sus arterias, la fase inicial de las enfermedades del corazón. ¡Pues vaya!

En global, casi un 18% de los niños y adolescentes padece algún tipo de trastorno cardíaco crónico, y se podría considerar que casi la mitad de ellos tiene algún grado de discapacidad. ¿Cuál es el triste pronóstico para la próxima generación de estadounidenses? Las investigaciones muestran que un niño obeso tiene un 70% más de probabilidades de convertirse en un adulto obeso. Serán más gordos, sufrirán más enfermedades crónicas, serán más asmáticos, sufrirán más cáncer y enfermedades cardíacas, y padecerán muchos más trastornos neurológicos que ninguna generación anterior de estadounidenses.

¿Por qué les está ocurriendo esto a nuestros hijos? ¿Qué se puede hacer para proteger a los más inocentes y vulnerables entre nosotros? ¿La respuesta está a nuestro alcance?

LA PUNTA DEL ICEBERG

Estados Unidos tiene un auténtico problema, pero el problema más grave podría ser lo que no vemos. Como un iceberg, la mayor amenaza para nuestra Autosalud no es lo que vemos, sino lo que se oculta bajo la superficie. La punta del iceberg es drásticamente más pequeña de lo que no se ve bajo la línea de flotación. Pregúntaselo si no al capitán del *Titanic*.

¿Y si te dijera que millones de estadounidenses ya tienen cáncer y enfermedades de corazón, y han estado durante años totalmente inconscientes del peligro que se ocultaba bajo la superficie? Van al médico encontrándose bien y aparentemente con buena salud para descubrir que sus arterias están obstruidas en un 80% o que les está creciendo un cáncer en fase 3.

Todos conocemos a gente que un día tenía buen aspecto y al día siguiente descubrió que se estaba muriendo. La mayoría de la gente ni siquiera sabe o entiende qué es realmente una enfermedad del corazón o un cáncer, de dónde viene o cómo funciona. Supongo que hay quienes prefieren no saberlo, pero la triste realidad es que la mayoría acabarán muy familiarizados con estas enfermedades tarde o temprano.

EL CÁNCER ERES TÚ

Dicho llanamente, el cáncer se desarrolla cuando tus células normales pierden los papeles y se vuelven locas. Esta locura celular ocurre cuando las células no obtienen los alimentos adecuados (nutrición) o se ven expuestas a comidas inadecuadas o toxinas. En un cuerpo sano, o bien este tipo de células desaparecen o el cuerpo interviene para destruirlas. Las células cancerígenas no solo no desaparecen, sino que se duplican y destruyen a las células normales a su alrededor. Tu cuerpo no siempre reconoce estas células cancerígenas como el enemigo, de modo que siguen creciendo hasta que lo consumen todo y te mueres.

El cáncer se desarrolla en tres fases: iniciación, promoción y progresión. Podrías tener un cáncer durante diez o veinte años sin siquiera saberlo. De promedio, una única célula tarda un año en convertirse en doce, seis años más en alcanzar el tamaño de una punta de lápiz, diez o más años en llegar a ser detectable: el tamaño de un guisante. Hay millones de personas que tienen cáncer ahora mismo pero tardarán años en detectarlo. Y para los miles que mueren de cáncer cada año, la detección por parte de la medicina moderna llega demasiado tarde. De hecho, autopsias realizadas a personas de treinta o cuarenta años revelaron diminutos cánceres desarrollándose en casi todos los cadáveres. La cuestión no es si tenemos cáncer, sino en qué fase del cáncer estamos ahora mismo.

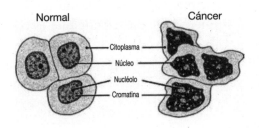

EL TAPÓN DEFINITIVO

Las enfermedades del corazón, el otro gran asesino, son incluso más fáciles de comprender. Básicamente se producen por la acumulación de comida mala (grasas) en el interior de las arterias, los vasos que transportan la sangre por el cuerpo al corazón y el cerebro. Cuando comemos el tipo de grasa inadecuado, estas se acumulan, como la cal en el desagüe de tu bañera. Esta grasa se adhiere gradualmente con el tiempo a las paredes del corazón y las arterias, causando obstrucciones y coágulos que restringen y a la larga impiden el flujo de sangre a tu corazón y tu cerebro. Esto puede matarte rápidamente (por un infarto o un derrame cerebral) o con el tiempo (por enfermedades cardíacas o arteriales). Aproximadamente el 25% de las personas que sufren un ataque al corazón muere a la primera. Muchas de ellas ni siquiera eran conscientes de tener un problema cardíaco. Mucha gente está familiarizada con la inoportuna muerte de Tim Russert, periodista galardonado de las noticias de la NBC, que murió hace pocos años de su primer ataque al corazón conocido, aunque había superado cómodamente un examen cardíaco y un electrocardiograma un mes antes del ataque mortal.

Las arterias son una creación sorprendentemente flexible, que pueden permitir el flujo sanguíneo incluso con un 80% obstruido por las grasas. Mucha gente sufre una obstrucción importante sin ser consciente del amenazante iceberg invisible que se esconde bajo su piel. Una arteria obstruida es como una bomba de relojería.

¿CÓMO VAS A MORIR?

Afrontémoslo: todos vamos a morir. Los críticos podrán no estar de acuerdo con muchos argumentos de este libro, pero en este punto soy infalible. El índice de mortalidad humana es del cien por cien. No tengo ninguna bola de cristal, pero casi podría decirte cómo vas a morir. Jamás podrás evitar que venga la parca, pero ¿y si te dijera que es probable que puedas controlar cómo y cuándo acudirá? Es así de sencillo: la Organización Mundial de la Salud indica que el 90% de nosotros morirá probablemente por una de estas cuatro causas: cáncer, ataque al corazón, diabetes o derrame cerebral.

Los principales asesinos de estadounidenses	Porcentaje de muertes
Ataque cardíaco, diabetes, derrame cerebral	52%
Todos los cánceres	38%

Que no estés enfermo no significa que estés sano.

¿Y si yo te mostrara una técnica demostrada para defenderte y mantener a raya a estos cuatro asesinos? Si pudiera mostrarte un modo verificado para evitar el cáncer, las enfermedades de corazón, la diabetes, el derrame cerebral y las enfermedades crónicas, ¿no querrías tener esta información? ¿No te parecería de un valor incalculable para ti y tus seres queridos?

Hoy día, la gente recibe básicamente dos tipos de tratamiento: preventivo y a posteriori. Mucha gente espera a enfermar y entonces va al médico para un tratamiento a posteriori que le arregle la salud. La Autosalud consiste en tratarse antes de que ocurra, para que la enfermedad jamás llegue a producirse. Los tratamientos a posteriori no siempre funcionan y, como verás en el próximo capítulo, a veces pueden hacer más mal que bien. Deja que te explique de qué estoy hablando.

3

Los mitos de la medicina moderna

> Cuando un médico no puede hacer el bien, hay que evitar que haga daño.
>
> HIPÓCRATES,
> *padre de la medicina, 370 a.C.*

Hace años, la gente decía: «Si estás sano, te gastarás más dinero en el mecánico de tu automóvil que en tu médico.» Y solía ser así, allá por 1975. Decir que la atención médica se ha vuelto cara es quedarse más que corto. El precio de una receta médica, de las visitas del doctor, las estancias en el hospital y las pruebas está aumentando a un ritmo superior al del precio de la gasolina. Al menos sé que la gasolina es buena para mi coche. Pero soy más escéptico en cuanto a si muchas prácticas médicas modernas son beneficiosas para nuestro cuerpo.

Muchas personas seguimos involuntariamente el plan de comer, beber y tragar cualquier comida que nos pongan en el plato. Y luego esperamos que la multitud de profesionales de la medicina venga a rescatarnos si enfermamos debido a nuestro estilo de vida alimentario. Otros ni siquiera están convencidos de que haya relación entre lo que comemos, cómo nos sentimos y muchas enfermedades. Al contrario que ocurre con nuestro coche, por algún motivo inexplicable no estamos del todo seguros de que una mejor alimentación (combustible) comporte realmente un mejor kilometraje y rendimiento. Pero como con la gravedad, existe tanto si te lo crees como si no.

BUENA GENTE EN UN MAL SISTEMA

La verdad es que los profesionales médicos todavía no entienden qué provoca la mayoría de las enfermedades, y tampoco saben cómo curarlas. A los médicos se los prepara principalmente para tratar los síntomas, no para abordar las causas, y sin duda no para curar. Simplemente no se los prepara en nutrición y prevención. Según las fuentes que he consultado, de las 127 facultades de medicina de Estados Unidos, un 70% no exige que se sigan cursos sobre nutrición o prevención, y el 30% ni siquiera ofrecen estos cursos. Los médicos saben sobre todo cómo diagnosticar enfermedades y recetar medicamentos, y vaya, ¡eso sí que saben hacerlo!

¿Nunca te ha molestado que, si llegas tarde a la consulta del médico, se te anule la hora de visita o tal vez incluso te cobren por tu tardanza? Y luego, cuando por fin logras volver a lo que yo llamo «la sala de espera de espera» (la auténtica sala de espera), tienes que esperar media hora más. ¿Qué hay de eso? Bueno, no culpes a tu médico todavía. Realmente no es culpa suya. La mayoría de los doctores de nuestro sistema médico moderno están demasiado ocupados. Ya han pasado para siempre a la historia los días (si puedes recordarlos) de Marcus Welby, doctor en medicina, cuando tu médico sabía tu nombre, tu historial y tu verdadera salud y tenía tiempo para centrarse en ti. Muchos médicos se sienten frustrados e incluso avergonzados por el sistema médico moderno, pero tampoco pueden hacer gran cosa al respecto.

EL DIAGNÓSTICO EN TREINTA SEGUNDOS

En realidad es peor de lo que creíamos. Fíjate en esto: según la revista *Journal of the American Medical Association*, el tiempo medio de interacción entre médico y paciente es la friolera de veintitrés segundos. El mismo estudio reveló que el médico medio realiza un diagnóstico dentro de los primeros treinta segundos de ver a un paciente. ¡Treinta segundos!

Los médicos pueden pasar tanto tiempo contigo como quieran, pero la compañía de seguros no les pagará hasta que realicen su diagnóstico. Así pues, en este sistema «de ganado» dominado por las aseguradoras, se trata de *hacer entrar al paciente, darle un diagnóstico, escribir una receta y que salga por la puerta (sin olvidarse de quitarle su dinero).*

UN VENDEDOR DE MEDICAMENTOS POR CADA MÉDICO

¿Te has dado cuenta de que la solución para tu diagnóstico es siempre la receta de un medicamento? A los doctores se los prepara en el arte de escribir recetas. Piénsalo: un médico estaría desnudo sin su libreta de recetas. ¿Has visto alguna vez a un médico sin ella?

No hay nadie que quiera tanto a los médicos escritores de recetas como las compañías farmacéuticas. De hecho, tienen a más de 100.000 visitadores médicos por cada 120.000 doctores, que persiguen incansablemente y persuaden a los médicos uno a uno para que receten cada vez más sus maravillosos medicamentos. Y les obsequian con banquetes para sibaritas, cenas, salidas a jugar a golf, viajes, obsequios y otras cortesías valoradas en unos cincuenta millones de dólares al año. (Supongo que yo también me animaría a redactar unas cuantas recetas.) Tal vez has recibido un bolígrafo, un bloc de notas o alguna otra baratija de parte de estas maravillosas, solícitas y generosas empresas farmacéuticas. Así funcionan los negocios en el sistema sanitario de nuestros días.

Mientras, no hay alicientes ni incentivos para que los médicos proporcionen o promuevan la nutrición, la prevención o el bienestar a pesar de la evidencia de que una nutrición adecuada y una táctica preventiva son el único modo de evitar e incluso curar muchas enfermedades. Sencillamente porque no hay ningún beneficio económico en promover la nutrición y la prevención. Como dicen ellos: «con eso no pagas las facturas».

MATANDO VACAS SAGRADAS

Algunos de mis profesores en la escuela de posgrado sostenían que a medida que aprendemos cosas nuevas, algunas de nuestras vacas sagradas tienen que morir. Una vaca sagrada es una persona, costumbre, creencia o institución considerada por encima de las críticas. La expresión «vaca sagrada» procede de la India y de la creencia hindú de que estos animales son sagrados. Curiosamente, estas vacas sagradas que deambulan por las calles de Nueva Delhi ahora están enfermando e incluso muriendo porque comen bolsas de plástico desechadas, uno de los azotes ambientales de la civilización occidental (pero esto ya sería otro libro).

El actual sistema sanitario se ha construido sobre su propia mitología, una mitología que sigue alimentando y apoyando este sistema. Estos son los mitos comunes y las vacas sagradas de la medicina moderna:

1. Los médicos siempre saben qué es lo mejor para el paciente. (¡En realidad, a veces ni siquiera conocen o comprenden el problema!)
2. El diagnóstico del médico es la última palabra. (Recela cuando médico, enfermera y paciente dejan de pensar y

aceptan el remedio prescrito, que suele estar dictado por las empresas farmacéuticas.)

3. Los fármacos y el tratamiento médico moderno pueden curar todas las enfermedades y trastornos de salud. (Muchas veces, la «cura» es peor que la enfermedad, y a menudo tiene peligrosos efectos secundarios.)

4. Las pruebas médicas revelarán a tiempo el problema. (Muchas pruebas no son de fiar ni revelan la enfermedad antes de que sea demasiado tarde.)

La cuestión es que, si confías en la medicina moderna para que te salve de las enfermedades y de una muerte prematura, puedes llevarte una dolorosa decepción. Como verás en el próximo capítulo, esta dependencia de los médicos y sus medicamentos para nuestra Autosalud puede ser peligrosa.

El médico del futuro no recetará medicamentos, sino que interesará a sus pacientes en la causa y prevención de la enfermedad.

THOMAS EDISON

4

La medicalización de Estados Unidos

(ENRIQUECERSE A COSTA DE LOS ENFERMOS)

> Ponemos fármacos de los que sabe-
> mos poco en cuerpos de los que sabemos
> menos para curar enfermedades de las
> que no sabemos nada en absoluto.
>
> VOLTAIRE

¿Cuál es el negocio más rentable de la historia de Estados Unidos? ¿La industria del gas y el petróleo? ¿La industria de los ordenadores? ¿La tecnología (piensa en Bill Gates y Steve Jobs)? ¿O el negocio inmobiliario, con el que Donald Trump se hizo multimillonario? ¿Y qué me dices de Wall Street y los magnates como Warren Buffett?

La respuesta es: la industria farmacéutica. Sus beneficios empequeñecen los de muchas industrias conjuntamente. De hecho, las grandes compañías petrolíferas, que actualmente acarrean beneficios récord, suelen recordar los ingresos de las industrias farmacéuticas para justificar sus propios beneficios escandalosos. En una reciente vista en el Congreso de Estados Unidos, un ejecutivo de una compañía petrolífera replicó a las acusaciones de codicia de su industria diciendo: «Solo obtenemos la mitad de beneficios que la industria farmacéutica.» Por lo tanto, ¿cómo es que el Congreso está investigando a las compañías petrolíferas y los bancos de inversión pero no a las farmacéuticas? Sigue leyendo y te harás una idea.

LOBOS ENTRE OVEJAS

En 1997, el Congreso de Estados Unidos aprobó una ley que afectaría para siempre a la Autosalud de un país y pronto del mundo entero. Después de que las compañías farmacéuticas gastaran cientos de millones de dólares en campañas de presión (más que en ningún otro momento hasta ese punto de la historia), el Congreso decidió que sería una buena idea permitirles que se anunciaran directamente al pueblo estadounidense. ¡Para que luego hablen de poner a los lobos al cuidado de las ovejas! Así, los comerciales de la industria farmacéutica podrían entrar en nuestros hogares a través de la televisión, la radio, los periódicos y revistas, e internet —siguiéndonos a todas partes—. ¿Y cuál crees que fue el resultado de esta campaña?

Veinte años después, los médicos prescriben 3.400 millones de recetas al año, lo que representa más de doce recetas médicas por cada hombre, mujer y niño del país. (Y yo no utilizo ninguna, por lo que alguien se queda con veinticuatro recetas.) Esta cifra duplica a la de solo diez años antes. Las compañías farmacéuticas gastan actualmente más de dieciocho mil millones de dólares al año en publicidad y marketing, más que cualquier otra industria y más que en ningún otro período de la historia; de hecho, un tercio de la publicidad de todos los medios de comunicación lo pagan las compañías farmacéuticas. ¿No me crees? Basta que pongas tu programa favorito de televisión y esperes unos minutos para comprobar exactamente de qué estoy hablando. Sonará más o menos así:

¿Estás cansado? ¿Sufres somnolencia? ¿Tienes problemas para dormir? ¿Pasas las noches en blanco? ¿Estás preocupado? ¿Angustiado? ¿Tienes gases? ¿Sufres diarrea? ¿Estreñimiento? ¿Micción frecuente? ¿Problemas para ir de vientre? ¿Disfunción eréctil? ¿Jaquecas? ¿Artritis? ¿Piernas inquietas? [¿Qué es eso?] ¿Te quedas hambriento? ¿Comes demasiado? ¿Tienes sed? ¿Bebes agua? ¿Respiras oxígeno? ¿Estás vivo? ¡Pues tenemos un medicamento para ti!

EL ARTE DE LA AUTOMEDICACIÓN

No hay escapatoria ante este bombardeo. Las compañías farmacéuticas quieren que todos tomemos algún medicamento por cualquier motivo que puedan inventarse, y no están muy lejos de lograrlo. Los anuncios dicen: «¿Puede irte bien el medicamento X? ¡Pídeselo a tu médico! ¡Habla con tu médico! ¡Consulta a tu médico!» A esto lo llaman automedicación. Ya no hace falta que los médicos te digan qué medicamento deberías tomar. ¿Para qué esperar al médico si puedes lograr que la gente se recete sus propios medicamentos? Estos anuncios arteramente elaborados, casi seductores, hacen un gran trabajo. Y son bonitos y atractivos, ¿no?

Imagina a un joven guapo y una posible supermodelo corriendo cogidos de la mano por un campo con la hierba más verde que hayas visto jamás. La hierba está cubierta por una variedad de flores preciosas que se balancean con la brisa, las mariposas revolotean contra el cielo azul y los pájaros pían

---

A veces tengo la sensación de que los fabricantes de aspirinas patrocinan mis jaquecas.

V. L. ALLINEARE

---

alegremente mientras una voz reconfortante expone lo maravillosa que será tu vida en cuanto te tragues una Pildorita Lila. Increíble, ¿no?

Lo que aún es más increíble es la gracia con que el anuncio enuncia, en una voz mucho más baja y rápidamente, las cosas malísimas que te pueden pasar en cuanto te tomes la maravillosa Píldora Lila. Estos anuncios se repiten miles de veces tanto a nivel nacional como internacional.

LA PILDORITA LILA

Una noche, estás en tu sala de estar viendo las noticias cuando aparece un hombre circunspecto sobre un acantilado que interrumpe para decirte: «Soy todos los hombres.» Y en el acantilado al otro lado, separados por un abismo, una mujer te dice: «Soy todas las mujeres.» Y juntos proclaman: «Somos todos los hombres y mujeres que alguna vez han sufrido ardor de estómago persistente.» Olas enormes rompen contra los acantilados, la luz del sol se filtra entre las nubes, el abismo se llena, los acantilados antes separados se unen y aparece gente de todas las razas que se abraza y proclama la buena noticia del advenimiento de la cápsula. Con sobrecogimiento miran al cielo, del que caen millones de Pildoritas Lilas. (No me lo estoy inventando.) Parecería más la descripción del Segundo Advenimiento de Cristo que un anuncio de un medicamento. ¡Menuda camama!

Para las compañías farmacéuticas sí que ha sido como un Segundo Advenimiento, vistos sus beneficios ilimitados. La Pildorita Lila aporta la friolera de seis mil millones de dólares en ingresos cada año (según un informe de 2004), más que ningún otro medicamento recetado. Por cuatro dólares al día, la Pildorita Lila se ha vuelto tan adictiva para los pacientes que los médicos la han apodado «el crac lila».

¿Qué hace realmente este maravilloso «crac lila»? Apaga

las bombas gástricas productoras de ácido que utiliza el estómago en la digestión (ya está), para que los pacientes puedan seguir ingiriendo alimentos grasos y especiados sin sufrir dolor, reflujos de ácido o ERGE (enfermedad por reflujo gastroesofágico). ¿A quién le importa cuál sea la causa de la ERGE? Tú tómate la Pildorita Lila y olvídate. Lo más importante es que podrás seguir comiendo todo el chile que quieras sin tener que sufrir ninguna incomodidad física. Las compañías farmacéuticas han logrado incluso que la FDA apruebe la Pildorita Lila para niños entre uno y once años de edad. Tendrías que ver lo que están comiendo ahora estos niños con la ayuda de su Amiguita Lila.

LA LETRA PEQUEÑA

Si tú o alguien de tu entorno está tomando o se plantea tomar la Pildorita Lila, tal vez os interesará leer la lista de los llamados «efectos adversos del medicamento» antes de meterte un poco de «crac lila». Aquí tienes una lista (extraída de su propia página web) de algunos de los desafortunados efectos secundarios que puede causar la píldora. (He añadido en la lista definiciones sencillas entre corchetes para que se entienda mejor.)

Hipertrofia abdominal [inflamación de barriga], dolor de espalda, dolor de pecho, inflamación de la cara, fatiga, estado gripal, inflamación general, inflamación de piernas, malestar general, dolor, rigores [temblores], enrojecimiento de la piel, hipertensión [presión arterial elevada], taquicardia [palpitaciones rápidas del corazón], bocio [inflamación del cuello], irregularidad intestinal, estreñimiento, trastorno esofágico, deposiciones frecuentes, gastroenteritis [gripe estomacal], dispepsia [dolor de estómago], disfagia [dificultad para tragar], displasia [crecimiento celular anormal], dolor epigástrico, eructación [gases], hipo, melena [heces negruzcas], trastorno bucal, trastorno de faringe, trastorno rectal, trastorno de lengua, edema lingual [lengua hinchada], estomatitis ulcerosa [úlceras gangrenosas en el estómago], vómitos, otitis, tinnitus [zumbido de los oídos], anemia [nivel bajo de glóbulos rojos], anemia hipocrómica, linfadenopatía cervical [inflamación del ganglio linfático], epistaxis [sangrado de nariz], leucocitosis, leucopenia, trombocitopenia, bilirrubinemia [bilis en la sangre], función hepática anormal, glicosuria, hiperuricemia [ácido en la sangre], hiponatremia, sed, aumento de peso, disminución de peso, artralgia [dolor en las articulaciones], artritis, artropatía, rampas, fibromialgia [dolor crónico], hernia, polimialgia reumática [dolor muscular], anorexia, apatía, confusión, depresión, mareo, hipertonia [rigidez], nerviosismo, hipoestesia [insensibilidad], impotencia, insomnio, migrañas, parestesia [sensación de pinchazos], trastornos del sueño, somnolencia, temblores, vértigo, disminución del campo visual, dismenorrea [menstruación dolorosa], trastornos menstruales, vaginitis, asma, tos, disnea [dificultad para respirar], edema de laringe [inflamación], faringitis, rinitis [moqueo nasal], sinusitis, acné, angioedema, dermatitis, prurito, sarpullidos, lupus eritematoso, inflamación, sudoración, otitis media [inflamación del oído medio], parosmia [pérdida de olfato], pérdida del gusto, perversión del gusto, orina anormal, albuminuria, cistitis [infección de la vejiga], disuria [dolor al orinar], infección por hongos, hematuria [sangre en la orina], orinar con frecuencia, moniliasis [candidiasis], moniliasis genital, poliuria, conjuntivitis, visión anormal, duodenitis [inflamación del estómago superior], esofagitis [ERGE], estrechez de esófago, ulceración del esófago, varices en el esófago, úlceras gástricas, gastritis [inflamación del estómago], pólipos o nódulos benignos [tumores estomacales], esófago de Barrett [ERGE precancerosa] y decoloración de la mucosa.

¡Ciertamente una lista espeluznante! ¡Y si te fijas, la Pildorita Lila puede causar justo lo que se supone que tiene que curar: el reflujo gastroesofágico (ERGE)! Los fabricantes admiten en sus documentos legales que esta maravillosa Pildorita Lila puede causarte problemas físicos que podrías no haber tenido jamás antes de tragarla. ¿Cambiarías un poco de acidez gástrica por, pongamos, impotencia o vaginitis? ¿Y qué me dices de intercambiar un dolor por gases o un poco de sangre en la orina o la pérdida del gusto y el olfato? Es evidente que no quieren que pienses en esto. Pero créeme, no lo pondrían por escrito si no fuera porque se trata de riesgos absolutamente reales y, por lo tanto, la ley les obliga a advertirlos.

¿ENTIENDES ESTE GALIMATÍAS?

Si las compañías farmacéuticas se salieran con la suya, jamás verías esta lista, y mucho menos la leerías. Está escondida en un cajón en algún rincón de su página web. (Tuve que escarbar para encontrarla.) Pero aunque la veas, cuentan con que no seas capaz de entenderla. Está escrita casi totalmente en jerga médica, para que no tengas mucha idea de lo que significa. ¿Te preguntas por qué las farmacéuticas no lo hacen más sencillo para que lo entienda la gente corriente?

A veces, en situaciones de urgencia en que tal vez necesites tomar un fármaco, deberías leer antes la letra pequeña y consultar un diccionario médico.

FÁRMACOS, MARKETING Y CONTROL MENTAL

Vale, sé que tal vez estarás pensando: «Bueno, en los anuncios de la tele al menos te dicen que pueden pasarte cosas malas si tomas sus medicamentos.» Es verdad, pero la mayoría de la gente se ha acostumbrado tanto a oír esta lista de efectos negativos que, al cabo de un tiempo, apenas si se dan cuenta de lo que significan. A eso se lo llama inoculación, y es una técnica de control mental. Es como la vacuna preventiva que te ponen para que determinado virus no te afecte. En este caso, cuando se lee la lista de efectos negativos, la has oído tan a menudo que ya ni te afecta.

De hecho, hay mucha gente que ya ni la oye. Solo ven las imágenes bucólicas, la gente guapa y el mensaje maravilloso de la Pildorita Lila. Aunque es una forma de hipnosis o manipulación mental, las compañías farmacéuticas prefieren llamarlo publicidad y marketing eficaces. Piensa solo en cuántas personas entre tus amigos y miembros de tu familia han caído bajo el hechizo de estos anuncios. Tal vez tú mismo has prestado oídos a este canto de sirena.

Supongo que tienen razón —basta con ver lo bien que funciona su marketing agresivo—. Cada día, cientos de miles de personas, tras ver el anuncio de su fármaco favorito, corren a la consulta del médico para pedirle recetas de la Pildorita Lila. ¿Qué les dirá el médico? ¿Que no? ¡Por supuesto que no! Hace meses que les está esperando. Está a punto, armado hasta los dientes. Tiene cinco mil millones de dólares (todo en regalos de las farmacéuticas) en folletos, bolígrafos, libretas, pisapapeles, juguetes antiestrés y montones de muestras de la maravillosa, quizá mágica, Pildorita Lila. Menudo fraude. ¿Cómo es posible que esto sea legal?

COMERCIALIZAR LA LECHE MATERNA

¿Por qué entró Estados Unidos en esta terrible vorágine de fármacos, médicos y publicidad engañosa? ¿Cómo empezó todo? Por desgracia, como en muchas otras cosas, todo tiene que ver con el dinero. Tal vez comenzó con algo tan simple como la leche materna.

Se podría decir que la leche materna es el alimento más

saludable y denso en nutrientes que existe. En primer lugar, la leche materna es única para cada madre individual y cada niño individual. En esencia, está personalizada para la salud de ese bebé en particular que se nutre de esos pechos en particular. La fórmula de esta leche evoluciona cada día para adaptarse a las necesidades cambiantes de un bebé que no deja de cambiar. Sorprendentemente compleja, ¿no?

La leche materna contiene más de un centenar de ingredientes que no se pueden conseguir en el laboratorio. Contiene cosas como el calostro, que está cargado de nutrientes y anticuerpos que protegen al bebé de las enfermedades. Impermeabiliza los intestinos, ayuda a la digestión y la absorción de los nutrientes, estimula los necesarios primeros movimientos intestinales e incluso relaja al bebé y le ayuda a dormir. Nadie puede disputar la superioridad nutritiva de la leche materna. Bueno, sí que tiene una pega flagrante: ¡no se puede vender! Por desgracia para los publicistas y comerciales de los grandes negocios, no se puede ganar dinero con la leche materna. ¿O sí?

MEJOR QUE LA DE MAMÁ

En 1890, un capitalista emprendedor llamado Henri Nestlé (sí, el mismo tipo que te trajo la leche chocolateada, los helados, el café, las especias, la comida para mascotas y el agua embotellada) pensó que ya era hora de meter mano en el mercado de la leche materna. Creó un producto de sustitución: la leche materna sintética, o leche mecánica, si prefieres.

Los anuncios de esta nueva leche mecánica proclamaban con arrogancia y desvergüenza: «Mejor para los bebés que la leche de mamá, ya que la leche impura cuando hace calor es una de las causas principales de enfermedad entre los bebés.» Convencieron no solo a las madres sino también a muchos médicos gracias a sus bonitos panfletos y, por supuesto, muestras gratuitas de leche mecánica. A la leche materna auténtica, natural y humana le había salido un competidor.

Las organizaciones de salud del mundo entero fomentan encarecidamente la lactancia materna como fuente óptima de nutrición para los niños durante el primer año de vida. He aquí una breve lista: Organización Mundial de la Salud (2002), Academia de Pediatras de América (1997), Academia de Médicos de Familia de América (2003), el Instituto de Medicina (1991), la Organización para la Investigación de las Ciencias de la Vida (1998), el Departamento de Salud y Servicios Humanos de Estados Unidos (2000), Salud Canadá y la Sociedad Pediátrica Canadiense (1998).

Pero, pese a tener tantos apoyos, la inmensa mayoría de los bebés de Estados Unidos se alimenta con sustitutivos de la leche humana. No se puede subestimar ni ignorar el poder de la publicidad y el marketing de las empresas codiciosas. Si pueden conseguir que madres que aman a sus hijos más que nada dejen de darles el alimento más nutritivo del mundo, ¿qué no podrán hacer? Las posibilidades son infinitas.

TODO UN NUEVO MUNDO PARA LOS NIÑOS DE OCHO AÑOS

¿Hablamos de medicamentos contra el colesterol para niños de ocho años? Por increíble que parezca, la CNN informó hace poco de que la Academia Americana de Pediatras había hecho pública una declaración, con la aprobación de la FDA, que urgía imperiosamente a los padres de niños obesos o con sobrepeso a partir de los ochos años a empezar inmediatamente a medicar a sus hijos con fármacos para el colesterol para evitar futuros trastornos cardíacos e infartos. ¿No resulta increíble? ¿No se les ha ocurrido nunca cambiar la alimentación de nuestros niños? Ya veo el brillo en los ojos de los ejecutivos de las farmacéuticas en las salas de juntas de todo el país mientras imaginan cómo anunciarán estos medicamentos a todo un nuevo mercado, los niños de ocho años (¿tal vez entre los dibujos animados del sábado por la mañana?).

A NADIE LE IMPORTA LA CAUSA

Imagina que un día paseas descalzo por el patio y pisas accidentalmente un clavo. Te atraviesa la piel y se aloja en lo más profundo de tu pie. Enseguida subes al coche y corres hasta el servicio de urgencias. Al llegar, entras renqueando en el hospital, garabateas a toda prisa el preceptivo papeleo y te abres paso hasta la infame sala de espera, donde llega finalmente el médico para examinar la espantosa herida que te has hecho. Tras un cuidadoso examen del clavo ensangrentado que tienes hincado en el inflamado pie, te dice: «Humm, creo que tengo lo que necesitas.» Entonces coge su libreta de recetas y escribe mientras te dice: «Esta codeína te irá muy bien, te calmará el dolor. Ya verás como te sentirás mucho mejor. Ni siquiera notarás que tienes un clavo ahí.»

La gente piensa que la FDA la protege. Pues no. Lo que hace la FDA y lo que la gente cree que hace son cosas tan distintas como el día y la noche.

HERBERT LAY, ANTIGUO INSPECTOR DE LA FDA

Tras oír esto, te sientes un poco perplejo e incómodo y dices: «Eh, doctor, ¿qué pasa con el clavo?» Y el médico te responde con calma y seguridad: «De momento no nos preocupemos demasiado por el clavo, ¿vale? Centrémonos en que te encuentres mejor. Si no, ya le echaremos un vistazo al clavo.»

En ese momento, cojeando o no, si no piensas en salir corriendo de allí o como mínimo pedirle a la enfermera que te vea otro médico, tener un clavo hincado en el pie podría ser la menor de tus preocupaciones.

Por absurda y triste que parezca esta historia, esta escena se reproduce en consultas médicas, hospitales y centros médicos de todo el país. Millones de pacientes visitan cada día las instituciones médicas de Estados Unidos. Llegan con todo tipo de trastornos y enfermedades crónicas, esperando una curación, solo para descubrir que nuestra comunidad médica no pone el acento en las curas o las causas, ni ciertamente en la prevención. La sensación parece ser: «Le daremos un medicamento para que desaparezcan los síntomas. ¿Quién tiene tiempo para descubrir su causa para curarla?» Por supuesto, ahora estoy siendo sarcástico. Sé que muchos médicos y profesionales de la sanidad se preocupan por sus pacientes, creo que la mayoría de ellos son buena gente simplemente atrapada en un mal sistema. Pero la triste realidad es que cada día millones de estadounidenses salen por la puerta de nuestros centros de salud atiborrados de fármacos y destinados a vivir durante décadas con el proverbial clavo todavía clavado en el pie.

¿QUIÉN SE CUIDA DE LAS FARMACIAS?

¿Hay alguien que se ocupe de las farmacias en Estados Unidos? ¿Cómo llegan todos estos fármacos al mercado? Eso sería responsabilidad de la FDA, la Agencia de Alimentación y Medicamentos de Estados Unidos. Es el mismo grupo de gente que nos trajo la comida de imitación (comida falsa) en los setenta y los anuncios de fármacos en los ochenta (como la Pildorita Lila). La FDA hace tiempo que es sospechosa de mantener relaciones curiosamente amistosas con los tipos a los que tiene que regular. Su gestión y supervisión de la industria farmacéutica no es ninguna excepción. De hecho, muchos antiguos inspectores de la FDA han trabajado o trabajan ahora para las principales compañías farmacéuticas. Hasta el 50% de la financiación actual de los procesos de aprobación de nuevos medicamentos lo pagan directamente a la FDA las propias farmacéuticas, unos cuatrocientos millones de dólares al año. Lo que es todavía más perturbador es cómo se prueban estos medicamentos.

¿QUIÉN SUSPENDE LAS PRUEBAS DE MEDICAMENTOS?

¿Con cuántas madres embarazadas, bebés, gente de mediana edad y ancianos se prueba un nuevo fármaco antes de que salga al mercado? ¿Diez mil? ¿Cinco mil? ¿Mil? ¿Qué tal ninguno? La FDA y las compañías farmacéuticas no tienen ni idea de cómo afectarán sus medicamentos a estos grupos de gente. Solo un 22% de quienes pasan las pruebas son mujeres. Lo sentimos, chicas, este proceso de selección significa que os espera un «efecto negativo de los fármacos».

Lo que todavía es más asombroso es la cantidad relativamente pequeña de gente que se somete a las pruebas. La FDA impone tres fases de pruebas a un fármaco para aprobar que es seguro y se puede sacar al mercado. Fíjate en la cifra minúscula de personas que suelen pasar la prueba:

Fase 1: de 20 a 80 personas
Fase 2: unos cientos de personas
Fase 3: de 1.000 a 3.000 personas

En el mejor de los casos, el medicamento se prueba con unos pocos miles de personas antes de lanzarlo al mercado, donde afectará a más de trescientos millones de madres, padres, hermanas, hermanos, abuelos y niños. Lanzado para que se transmita por las ondas y entre en todos los hogares, todos los coches, todos los ordenadores y todas las publicaciones. Lanzado a los comerciales más sofisticados y codiciosos que jamás haya conocido la industria de la publicidad, especuladores que crean anuncios tan persuasivos que hacen salir a miles de personas de sus casas para acudir a las salas de espera, donde los médicos los aguardan con los brazos abiertos, regalos y muestras gratuitas. ¿Qué puede pasar cuando lanzas un medicamento probado por tan poca gente y despachado con tanto vigor?

MUERTE POR LA SANIDAD

¿Qué puede ocurrir? Pues Vioxx, por ejemplo. Para millones de estadounidenses que sufrían dolores diariamente, Vioxx era un «milagro». Consumido por veinte millones de personas, respaldado y promocionado por el *establishment* médico y celebridades como la campeona olímpica de patinaje Dorothy Hamill, Vioxx se convirtió en el analgésico más recetado del mundo. Con unas ventas anuales superiores a los 2.500 millones de dólares fue uno de los fármacos más vendidos de todos los tiempos. Desde el momento en que fue aprobado por la FDA, Vioxx fue aclamado como un medicamento milagroso que podía calmar todo tipo de dolor sin causar los problemas de estómago experimentados con fármacos anteriores como la aspirina, Advil y Aleve. Merck, la compañía farmacéutica propietaria de Vioxx, fue considerada la compañía mejor orientada científicamente de la industria, la mejor guardiana de los estándares éticos de la América corporativa, y fue votada como la Mejor Empresa donde Trabajar durante cinco años consecutivos.

MATAR AL MENSAJERO

Entonces, en 2004 el doctor David Graham, uno de los investigadores jefe de la Oficina de Seguridad de los Medicamentos de la FDA, reveló que hasta 140.000 pacientes en Estados Unidos podrían haber sufrido daños graves de corazón por tomar Vioxx, y que muchos de estos casos podrían haber sido mortales. Su equipo descubrió más de 8.000 casos de cardiopatía coronaria y algo más de 1.500 incidentes de muerte por infarto. Asombrosamente, los pacientes que tomaban Vioxx tenían un 34% más de probabilidades de sufrir cardiopatía coronaria.

La cosa va a peor. Se había programado que el estudio se publicara en noviembre de 2004; sin embargo, afirma Graham, la FDA lo amenazó con el despido si se publicaba el estudio en una revista médica. Increíble, ¿no? ¿Quién se cuida de las farmacias?

Un memorándum de Edward Scolnick, director de investigación y desarrollo de Merck, demostraba claramente que la dirección sabía ya en el año 2000 que Vioxx podía causar problemas graves de corazón, pero pasaron los cuatro años siguientes buscando la manera de no admitirlo. Trataron de intimidar a los investigadores que querían estudiar los efectos cardiovasculares de Vioxx, amenazando al director del departamento de investigación de la Universidad de Stanford —que daba conferencias patrocinadas por Merck y otras compañías— con que su carrera podría «apagarse» si las conferencias planteaban dudas acerca de la seguridad de Vioxx. Merck formó a sus comerciales para «torear» a los médicos que plantearan cualquier duda sobre los efectos dañinos de Vioxx para el sistema cardiovascular.

Hay demasiados errores que se cometen a propósito.

THOMAS HALIBURTON, ESCRITOR CANADIENSE

FÁRMACOS, DINERO Y ASESINATO

Hasta la fecha, nadie de Merck ni de la FDA ha sido castigado ni acusado de ningún delito. Merck ha tenido que pagar mil millones de dólares en pleitos, multas y acuerdos, pero no ha tenido que admitir ninguna responsabilidad ni delito. Parece que Merck todavía se embolsaba millones de los doce mil millones de ingresos conseguidos mientras se comercializó Vioxx. Unos beneficios escandalosos por la venta de un medicamento que costó miles de vidas y perjudicó a millones de personas, muchas de las cuales todavía sufren sus efectos actualmente.

Vioxx debería servir de seria advertencia para todos aquellos que depositan su fe en el defectuoso sistema sanitario de Estados Unidos, la engañosa industria farmacéutica y la corrupta Agencia de Alimentación y Medicamentos. Sin embargo, mientras lees esto, millones de personas entregan inconscientemente el destino de su salud a estas mismas instituciones defectuosas.

UPS... ESO NO TENDRÍA QUE HABER OCURRIDO

He hablado de ataques al corazón y de cáncer, pero ¿adivinas cuál es la tercera causa de muerte hoy en Estados Unidos? ¿Los derrames cerebrales, tal vez? ¿La diabetes? (¡Agárrate bien!) Por increíble que parezca, la tercera causa de muerte en Estados Unidos es en realidad la atención sanitaria. Exacto. La atención sanitaria mata a más de 225.000 personas al año. Errores médicos, cagadas en los quirófanos, meteduras de pata hospitalarias e infecciones contraídas en el hospital forman parte de esta lista, pero el número uno en la lista de muertes por una mala atención sanitaria son con diferencia los fármacos recetados. Más de 106.000 personas mueren cada año por tomar medicamentos en la dosis normal que les ha recetado directamente su médico. (Esto no incluye a los miles que accidentalmente han tomado una dosis equivocada.)

Estas muertes, uno de los «efectos secundarios negativos», matan a más gente cada año que el cáncer de mama y el de colon juntos. ¿No resulta irónico que en Estados Unidos tengamos todas esas fundaciones, organizaciones sin ánimo de lucro, campañas de colecta de fondos y maratones televisivas para recaudar dinero y concienciar sobre el cáncer de mama y el cáncer de colon, y sin embargo cada día muera más gente por tomar fármacos que les ha recetado su médico? Tal vez todavía queda lugar para una nueva causa humanitaria: «Di no a los fármacos bajo prescripción médica.»

Causa de muerte	Muertes
Enfermedades del corazón	710.000
Cáncer	553.091
Asistencia sanitaria	225.400
Derrame cerebral	167.661
Enfermedades respiratorias crónicas	122.009
Accidentes	97.900
Diabetes	69.301
Gripe y neumonía	65.313
Alzheimer	49.558

Muerte por asistencia sanitaria	
Errores médicos	7.400
Cirugía innecesaria	12.000
Errores evitables en los hospitales	20.000
Infecciones contraídas en el hospital	80.000
Efectos negativos de medicamentos	106.000

Fuente: «Errores médicos: una causa importante de muertes», *The Journal of the American Medical Association*, 284, n.º 4, 26/7/2000, firmado por Barbara Starfield, de la Escuela de Higiene y Salud Pública Johns Hopkins.

Como puedes ver en la tabla de muertes por asistencia sanitaria, no nos podemos permitir confiar en la asistencia sanitaria para nuestra salud. El motivo por el que las farmacéuticas matan a 106.000 personas cada año es que sus medicamentos son venenos. Cualquier fármaco que puedas encontrar contiene siempre una larga lista de efectos muy nocivos por un simple motivo: son tóxicos y perjudiciales para tu cuerpo y solo deberías tomarlos cuando no hay más opciones.

Así que ten cuidado con lo que te metes en el cuerpo, aunque la FDA, las compañías farmacéuticas y tu médico te digan que es bueno para ti. Ya se han equivocado antes y probablemente volverán a equivocarse en un futuro muy próximo.

5

Si puede ocurrirme a mí, puede ocurrirte a ti

> Para ser realista, tienes que creer en los milagros.
>
> DAVID BEN GURION,
> *primer ministro de Israel*

Tal vez te hayas levantado esta mañana con un leve dolor de cabeza, la espalda un poco rígida o un nivel de energía un poco inferior del que tenías hace diez años. Probablemente hayas pensado: «Supongo que esto es lo que pasa cuando te haces mayor.» La gente parece pensar que a medida que te haces mayor deberías sentirte mal y que no se puede hacer nada al respecto. Yo estoy aquí para afirmar sin vacilaciones que esto no tiene por qué ser así. Hay una diferencia entre hacerse mayor y envejecer. Los años pasan, vas cumpliéndolos, pero no tienes por qué envejecer a la misma velocidad. Puedes ser físicamente más joven que tu edad real.

Sé que es cierto. Y lo sé porque lo he vivido. Ahora mismo, en este momento, me encuentro más en forma que en toda mi vida, y se lo debo todo a las enseñanzas de la Autosalud que ahora estoy compartiendo contigo. Déjame que te cuente cómo sucedió mi Revolución de la Autosalud. Y si me ocurrió a mí, también podría ocurrirte a ti.

Yo tenía cuarenta años, me sentía cansado, con sobrepeso, al borde de una enfermedad crónica, tal vez de un ataque al corazón, o incluso peor, de un cáncer. Había probado muchas cosas diferentes para estar sano: la dieta Atkins, la de Weight Watchers, la de South Beach, entrenadores, preparadores particulares, libros, vídeos... todo lo que se me ocurría. Recuerdo lo esperanzado que me sentía cuando el mensajero me entregó la caja de comida de Nutrisystem. Estaba emocionado al abrir mi primer paquete de desayuno. No me lo podía creer: huevos en polvo. (Para que luego hablen de comida muerta.) Estas malas experiencias con las dietas solo me convencieron de mi destino inevitable.

Entonces, un día especialmente doloroso, estuve pensando en la muerte de mi amado padre, mi héroe. Recordé lo rápidamente que había pasado de tener una salud atlética a sufrir una enfermedad crónica y luego a morir a la temprana edad de cincuenta y siete años. Allí estaba yo, recorriendo a toda velocidad el mismo camino, muy consciente de dónde acabaría.

En un momento crucial decidí apartarme de ese camino mortal y tomar las riendas de mi propia salud. Decidí que no seguiría gordo, ni enfermaría, ni moriría joven. De repente comprendí que al mundo no le importa si vivo o muero. La FDA, con todas sus regulaciones para protegerme; las grandes compañías alimentarias dándome de comer comidas falsas; la industria farmacéutica vendiéndome jeringas y píldoras lilas; los médicos, hospitales y clínicas imponiéndome sus diagnósticos, recetas y cirujías... Ninguno de ellos saldría a rescatarme ni me salvaría la vida. Podía culparlos a ellos o a mis genes, mi cultura o mi estilo de vida, mi educación o tantísimas otras causas fáciles de inventar, pero en ese momento de claridad me di cuenta de que los muertos ni ponen excusas ni piden disculpas. Yo quería vivir. Quería una vida plena, saludable y vibrante, sin desperdiciar ni uno solo de los días que Dios me había concedido. ¿Qué podía hacer con veinte años más, incluso cuarenta? Eso es toda una vida nueva. Había tantísimas cosas más que quería hacer, ver, compartir y experimentar... Mi intenso deseo de vivir me llevó a la información reunida en este libro, esta información alimentó mis creencias, y mis nuevas creencias me llevaron a pasar a la acción.

LA ESPONJA HUMANA

Empecé a leer todo lo que pude sobre Autosalud, la idea de tomar el control de tu propia salud. Leí más de un centenar de libros, estudié miles de páginas web, escuché incontables vídeos, cedés y cintas de casete. Llamé por teléfono a expertos de todo el país, viajé cientos de kilómetros para hablar con algunas personas muy inteligentes. Dicen que cuando un estudiante está preparado, aparecen los maestros. Me convertí en una esponja humana que absorbía todos los conocimientos que podía encontrar sobre Autosalud.

Para mi disgusto, lo que encontré inicialmente era confuso. Algunos expertos contradecían a otros. Había muchísimas dietas, filosofías, gurús, productos, elixires, vitaminas, bebidas, libros, cintas, anuncios —era interminable—. Estaba tan perplejo y frustrado que quise abandonar mi búsqueda y volver a la comodidad de mi estilo de vida de obeso. Pero entonces decidí que haría algo único, original y muy poco común en estos tiempos. Decidí pensar por mí mismo, confiar en mi propio sentido común y ponerlo todo a prueba personalmente. Así nació la idea de la Autosalud.

El sentido común es muy poco común.

HORACE GREELEY

Empecé a anotar todas las ideas que tenían sentido para mí, cosas que apelaban a mi sentido común.

Entonces empecé a probarlas, a ponerlas en práctica y ver si funcionaban. Lo primero que hice fue reducir la cantidad de carne roja que comía, y más tarde también la carne blanca. Estaba acostumbrado a comer un 80% de carne y tal vez algún día un 20% de verdura. (Jamás comía fruta.) Muchas veces mis únicos vegetales eran los tomates y la lechuga que hay en el Cuarto de Libra con Queso, que recogía varias veces a la semana en uno de esos McDonald's donde te sirven sin bajar del coche. En cuanto descubrí de dónde procedía realmente mi carne, lo envenenada y grasienta que era en realidad (hasta un 500% más de grasa que la carne de vaca alimentada con hierba), poco a poco dejé de comerla.

Finalmente solo comía carne orgánica de vaca y pollo de granja —criados en libertad y alimentados con hierba— y mucho pescado salvaje, que encontraba en Whole Foods Market, en mercados locales y otras tiendas de alimentación saludable. Era más caro, aunque más barato que las futuras facturas de hospital, o los costes de la quimioterapia o el funeral. Volví a reintroducir en mi dieta las frutas y verduras que había conocido y disfrutado de niño en la granja orgánica de mis abuelos. ¡Aquello sí que fue un reencuentro!

Me despertaba cada mañana y comía arándanos, frambuesas, fresas, cerezas, uvas, kiwis, albaricoques, plátanos, piña y mangos. Había olvidado que existían tantos sabores maravillosos y jugosos. Me inventé una bebida increíble que bauticé como Batido de Autosalud, del que más adelante te daré la receta. Preparaba ensaladas extraordinarias, con lechuga, hierbas y verduras que me llenaban la boca de nuevos sabores increíbles y el cuerpo de valiosísimos nutrientes. Mis ensaladas contienen alimentos tan sanos que con una ración tengo más nutrición que la mayoría de la gente en una semana o incluso un mes de comer «normal».

Mis amigos, mi familia y todos mis conocidos estaban

sorprendidos por la mejoría de mi salud, los cambios que había hecho en mi estilo de vida y el peso que había perdido. Por primera vez desde mi primera juventud estaba alimentando mi cuerpo con alimentos vivos. ¡Y vaya si cambió mi vida! Aquello fue el principio de lo que pronto llamé mi Revolución de la Autosalud.

LA INCREÍBLE BARRIGA MENGUANTE

Lo primero que noté fue mi cintura. Los calzoncillos me iban cada vez más sueltos. Felizmente, no dejaba de tener que ajustarme el cinturón, y al final incluso tuve que comprarme un cinturón nuevo. Pasé de una cintura de talla 36 (46 española) a una de talla 31 (40/42 española), la misma que usaba a los veinticinco años. Mi cara hinchada, gorda y con papada dejó su lugar al cuello y las mejillas delgados y reconocibles de mi juventud. Empecé a sentir más energía, más entusiasmo, más esperanza y más alegría, y a sentirme más en paz con mi futuro.

Ya no me quedaba dormido en mitad de una película, ni en mi escritorio mirando el ordenador, ni mientras estaba echado en la cama esperando para hacer el amor. (La Autosalud también ayuda en este aspecto.) Mis experiencias en el váter se volvieron agradables, no dolorosas. Ya no me apetecía coger los antiácidos después de cada comida. Los dolores y molestias que me saludaban indefectiblemente cada mañana y me acompañaban durante todo el día habían desaparecido. Mis cabellos, cada día más débiles y que se empezaban a caer, comenzaron a crecer tan rápidamente que tenía que ir a la peluquería cada dos semanas. Las arrugas y patas de gallo que me hacían parecer tan viejo empezaron a desvanecerse. Tenía la energía para empezar a caminar, incluso a correr y hacer ejercicio. Los michelines desaparecieron, recuperé el tono muscular, volvía el cuerpo de mi juventud y me parecía increíble.

Todo esto empezó a ocurrir durante los primeros meses de iniciar mi Revolución de la Autosalud. Ahora creía en algo. Los alimentos vivos sí que marcaban una diferencia. ¿Cómo podía haber sido tan bobo durante tantos años de pensar que no?

¿Qué me había abierto los ojos? ¿Cuál había sido el punto de inflexión para mí? Lo que me había pasado era simplemente esto: el dolor de seguir igual se había vuelto demasiado grande. Deja que me explique.

EL DOLOR DE SEGUIR IGUAL

Los cambios dan miedo y pueden ser dolorosos. Mucha gente preferiría morir a cambiar. Es por eso que a veces vemos a gente comiendo Big Macs en su habitación del hospital pocas horas después de una operación a corazón abierto. Preferirían morir a cambiar, y es probable que así sea. Tememos el cambio porque vivimos con la falsa impresión de que el cambio nos quitará algo que necesitamos y valoramos, algo de lo que nos hemos vuelto enormemente dependientes a cambio de una pizca de placer.

¿Has oído alguna vez la expresión «comida de confort»? Millones de estadounidenses recurren a la comida no por hambre sino como consuelo. Comemos aquello que nos hace sentir seguros, acogidos, amados, plenos y en familia. Cuando hacemos esto, vivimos para comer, no comemos para vivir. Nos agarramos a estas comidas reconfortantes y placenteras como un niño se agarra a su osito de peluche. Creemos que estas comidas son buenas para nosotros, o al menos no tan malas como lo sería la vida sin ellas. La verdad es que, si no temiéramos tanto dejarlas, tal vez tendríamos la oportunidad de experimentar algo mucho mejor.

¿Has intentado alguna vez aferrarte a algo que creías que querías y necesitabas, pero has acabado perdiéndolo de todos modos? Y luego, más adelante, ¿no te has sentido agradecido de haberlo perdido? A mí me ha ocurrido muchas veces. En estos casos, a mí me arrebataban el osito de peluche. En aquel momento no tuve ninguna elección en el asunto, pero ahora, viéndolo en retrospectiva, me alegro de que me lo arrebataran. Lo que quiero decir es que a veces tienes que decidir por ti mismo abandonar el plato de comida de confort y coger la fuente de comida viva. En cuanto te arriesgues y des el paso, te sorprenderás de haber tardado tanto en hacerlo.

Yo abandoné mi anterior estilo de vida de comidas de confort cuando la carga de llevar conmigo alimentos muertos (en forma de grasa, fatiga y depresión) se volvió demasiado dolorosa. La gente cambia cuando el dolor de seguir igual supera al dolor de cambiar.

QUITARNOS EL CLAVO

Recuerdo la historia de un vendedor ambulante puerta a puerta que, por aburrimiento y curiosidad, decidió aventurarse por una pista de grava sin asfaltar. Desde donde estaba veía un buzón, y al acercarse divisó una vieja choza de madera que ni siquiera se podía llamar casa. Se acercó al porche y llamó a la puerta. Tras llamar varias veces, apareció un anciano de rostro amable. «¿Puedo ayudarte?», preguntó. El vendedor comenzó el discurso que ya había soltado antes en cientos de porches. De repente lo interrumpió un sonido que parecía el gañido lastimero de un viejo perro de caza. Le preguntó al anciano: «¿Qué diablos es eso?» El anciano respondió: «Es mi perro de caza, no le hagas caso y continúa con tu discurso, hijo.» Pasaron unos minutos y el perro volvió a empezar, aún más fuerte, como si tuviera más dolor que antes. El anciano le aseguró que no pasaba nada y le instó a continuar. La cosa prosiguió durante quince minutos bien largos. Frustrado y preocupado, el joven vendedor miró al anciano y le preguntó:

«¿Qué diantre le pasa a su perro, señor?» El anciano respondió con calma: «Ah, no te preocupes por él. Es que se ha sentado sobre un clavo. Cuando el dolor le resulte insoportable ya se levantará.»

Cuando para nosotros se vuelve demasiado doloroso seguir haciendo lo que hacemos, también cambiamos. A veces tienes que recordarte a ti mismo lo dolorosa que será la vida si no cambias.

De modo que empecé a plantearme preguntas dolorosas: ¿qué pasará si sigo viviendo así? ¿Y si sigo alimentándome con esta comida asquerosa? ¿Cómo me voy a sentir? ¿Qué aspecto voy a tener? ¿Y si engordo todavía más? ¿Me gusta lo que veo cuando me miro en el espejo? ¿Cómo me ven mis hijos? ¿Y si me vuelvo un enfermo crónico? ¿Y si me sale un cáncer? ¿Y si caigo fulminado por un infarto? ¿Qué será de mis hijos, de mi esposa, de mi familia? ¿Sufrirán sin mí? ¿Qué me voy a perder de todo lo que había soñado vivir?

Te aseguro que las preguntas eran dolorosas, pero también necesarias porque revelaban una realidad potencial: si no cambiaba, moriría. Tal vez no durante las semanas, meses o incluso años inmediatos, pero moriría mucho más joven de lo que debería y tal vez sin alcanzar mis objetivos, sueños y metas.

De modo que me obligué a plantearme estas preguntas tan duras. Valoré el dolor de seguir igual leyendo artículos, libros, todo lo que caía en mis manos, hasta que un día se inclinó la balanza y el dolor de cambiar pareció un precio pequeño por seguir con vida. «Cualquier cosa es mejor que esto», pensé. De modo que abandoné mis comidas reconfortantes y muertas y me enganché con ilusión a las comidas vivas. Sé que suena como algo sencillo e inmediato, pero no lo fue. Para la mayoría de las personas los cambios requieren su tiempo, y también fue así para mí.

ALIMENTA TUS CREENCIAS Y MATA DE HAMBRE A TUS DUDAS

Incluso hoy, ocasionalmente me encuentro llevándome a la boca un ala de pollo grasienta, bolas de patata frita o incluso un dónut azucarado, pero a medida que aumenta mi fe en el poder de los alimentos vivos y en la Autosalud, disminuye mi deseo de esta clase de cosas. Es importante alimentar tus creencias. Cuando empiezas a realizar cambios, aunque sean cambios para bien, mucha gente cuestionará tus nuevas elecciones y estilo de vida. No entienden por qué prefieres comerte una manzana a una hamburguesa o beber agua en vez de una Coca-Cola. Por eso es importante que te rodees de pensamientos, creencias y personas positivos. Lee todo lo que puedas sobre Autosalud. Escucha cedés y cintas. Busca a más gente que esté intentando hacer lo mismo que tú. Lleva este libro en el coche, el bolso, la cartera o el bolsillo del abrigo, y léelo siempre que puedas. Fortalece tus creencias y estas te darán la fuerza para pasar a la acción, afrontar cambios y mantener estas nuevas pautas durante un largo período de tiempo.

Tú eres la media de las cinco personas con las que has pasado más tiempo.

JIM ROHN, FILÓSOFO DE LOS NEGOCIOS

EL FRACASO NO ES MORTAL

Seguro que volverás a recaer (y a veces incluso te revolcarás). Es importante que te permitas una trampa de vez en cuando. Permítete disfrutar de las tentadoras comidas muertas, o disfruta de un día de comidas muertas, porque en cuanto te enganches a los alimentos vivos no volverás a hacerlo en mucho tiempo. No te prohíbas nada (huélelo, tócalo, saboréalo) o lo desearás todavía más. Nadie es perfecto en cuanto a la Autosalud, es algo normal, no pasa nada. Y sobre todo no seas crítico con quienes no tengan las mismas creencias de Autosalud que tú.

Yo siempre la fastidio en vacaciones, cuando salgo a comer con amigos, cuando estoy demasiado ocupado con el trabajo, cuando llego tarde a una cita. A veces es todo un reto conseguir alimentos vivos. No te preocupes ni te desanimes por ello. Basta con que vuelvas a la comida viva en cuanto puedas. Si he tenido un mal día o una mala semana, vuelvo enseguida a la Autosalud porque creo en ella, mi cuerpo la anhela y sé que es lo único que puede salvarme. No puedo evitarlo porque ahora forma parte de quien soy.

No te obsesiones con tus pequeños fracasos. Elige desechar los pensamientos contraproducentes e imagínate a ti mismo vencedor, poniéndote en forma, con un aspecto cada vez más juvenil, sintiéndote genial. Ten en cuenta únicamente los pensamientos que confirmen tu éxito y declárale la guerra a todo lo demás. Piensa solo en lo sabrosas que estarán esas frutas y verduras que vas a probar, lo bien que se te verá y lo estupendamente que te sentirás, y apresúrate a volver a tu estilo de vida de Autosalud.

Como piensa un hombre en su corazón, así es él

REY SALOMÓN

ROGER BANNISTER Y LA MILLA EN CUATRO MINUTOS

El 6 de mayo de 1954, Roger Bannister hizo algo que se consideraba imposible: se convirtió en la primera persona en correr una milla en menos de cuatro minutos. Su tiempo fue de 3:59,4. Antes de aquel ventoso día británico, todo el mundo pensaba que correr una milla en cuatro minutos era científica y físicamente imposible, ya que nadie siquiera se había acercado.

Aunque la hazaña de Bannister se consideró un auténtico milagro deportivo, los logros que vinieron a continuación fueron todavía más asombrosos. A los cincuenta y seis días, John Landy batió el récord de Bannister con 3:57,9 en Finlandia. Durante los años siguientes, hasta dieciséis atletas más lograron también lo imposible, bajar de los cuatro minutos la milla. Hoy el récord mundial es de 3:43,13, establecido por Hicham el Guerrouj de Marruecos el 7 de julio de 1999, hasta dieciséis segundos menos que Bannister (un año luz en atletismo).

¿Qué hizo que una imposibilidad física se convirtiera en una realidad para tanta gente en un período de tiempo tan breve? ¿Qué cambió? ¿Cambió la realidad? ¿Se habían vuelto los humanos más rápidos en solo 56 días? Lo único que podía haber cambiado tan rápidamente era su percepción de la realidad. La milla en cuatro minutos era imposible porque creían que lo era. Cuando se demostró que esa idea era falsa, de repente otros grandes atletas fueron capaces de lograrlo. Hoy se considera de lo más normal que un atleta supere la barrera «imposible» de los cuatro minutos.

¿TIENES PROBLEMAS DE PENSAMIENTO?

Cuando te enfrentas a las barreras en el camino hacia tu propia Autosalud, el éxito puede parecer imposible. Tal vez te cueste imaginarte en forma, delgado, lleno de energía y salud.

Tal vez dudes de tu capacidad para abandonar la comida muerta y pasarte a estas nuevas comidas vivas. Para reconocer, como hizo Roger Bannister, que tu fe en la Autosalud es más importante que ninguna otra cosa. Henry Ford dijo una vez: «Tanto si crees que puedes como si crees que no puedes, tienes razón.» Tenemos que proteger nuestros pensamientos. Nuestras creencias nos dan el poder de seguir adelante cuando nada más puede hacerlo. Los pensamientos y creencias han dado lugar a muchísimas ideas y logros imposibles que ahora parecen evidentes o comunes. A veces hay que creer en las cosas para lograr verlas.

Así pues, no debes permitir que pensamientos y creencias limitadoras invadan tus esperanzas y sueños de Autosalud. ¡Si quieres herramientas gratuitas sobre cómo dejar morir de hambre tus miedos y alimentar tu fe, visita ya mismo nuestra página web, *www.SelfHealthRevolution.com*!

Imposible es una palabra que solo se encuentra en el diccionario de los necios.

NAPOLEÓN BONAPARTE

6

Una dieta diseñada para la enfermedad

> Cavamos nuestra tumba con los dientes.
>
> THOMAS MOFFETT,
> *erudito y educador irlandés*

Cada vez que te sientas a comer estás tomando una decisión de vida o muerte. En cada comida estás ante una bifurcación en el camino. Una de las bifurcaciones lleva a la buena forma, la energía, una salud sin enfermedades y una vida plena. La otra lleva a la fatiga, los problemas de peso, las enfermedades crónicas y tal vez incluso a una muerte prematura. Perdona que sea tan directo, pero como se dice, la realidad es muy dura, sobre todo si comes lo que no deberías. Elige la bifurcación que lleva a la comida adecuada y notarás una diferencia abismal.

NOS MATAN LENTAMENTE

Durante el siglo XVI, algo que se llamó «envenenamiento lento» se convirtió en un fenómeno popular e incluso socialmente aceptable entre ciertos grupos de gente. Es la práctica de envenenar a alguien durante un período largo de tiempo, tan lentamente que el envenenado parece estar muriendo de alguna enfermedad desconocida. La mayoría de los testigos nunca llegaba a relacionar el «veneno lento» con la mala salud de la víctima. Nuestra generación no es tan diferente; nuestro «veneno lento» de hoy es la comida que nos llevamos a la boca. Tal vez por eso Estados Unidos se cuenta entre las peores naciones industrializadas en cuanto a esperanza de vida.

¿Te has fijado en lo que come hoy la gente? Me maravilla que sigamos con vida después de comer algunas de las cosas que comemos. Por ejemplo, hace poco supe que se servía un nuevo postre en la feria estatal llamado «Coca-Cola frita». Sí, realmente echan Coca-Cola en una freidora llena de grasa, la ponen en una taza y la cubren con nata montada y azúcar —y por supuesto una cereza, porque la fruta es buena para la salud—. Esto sería un ejemplo de «veneno rápido». Rápida o lentamente, los estadounidenses tenemos tres maneras de matarnos: desayuno, comida y cena.

LA MUERTE DE LA COMIDA

Como ya he dicho anteriormente, en 1973 la FDA, el Congreso de Estados Unidos y las grandes compañías alimentarias aprobaron las leyes de la comida de imitación, que nos decían que los alimentos falsos podían ser incluso más saludables que los auténticos. Aquello fue solo el principio de la caída de la comida. Tras convencernos de comer sus comidas falsas, los grandes fabricantes de comida siguieron buscando maneras cada vez más baratas de fabricar productos y ganar aún más dinero. Empezaron a coger comidas tradicionales integrales y a refinarlas o procesarlas. Como ya sabes, el pan Wonder (¿se le puede llamar pan?) de hoy no es el pan de nuestras bisabuelas. Los grandes fabricantes de comida han cogido el grano de trigo entero (de donde solía venir el pan) y le han extraído hasta el 90% de los nutrientes con rodillos gigantescos para crear un producto más barato de producir y con una vida útil mucho más larga antes de caducar. ¿A quién le importa si tiene poco o ningún valor nutritivo, o si comértelo perjudica a tu cuerpo, mientras las compañías ganen más dinero?

Piensa en todos los alimentos procesados que contaminan hoy los estantes de los supermercados. Nuestros bisabuelos no los reconocerían: pan blanco, azúcar blanco, harina blanca, arroz blanco, pasta blanca, margarina, mayonesa, cenas congeladas, comidas liofilizadas, cereales, leche desnatada, zumos de concentrado, bollos plastificados, latas de Coca-Cola, comidas fritas, comidas envasadas, Pop-Tarts, PAM y, por supuesto, Pringles y mil comidas procesadas más que conocemos demasiado bien. Recuerda que una comida procesada es cualquier comida que haya sido alterada de su estado natural. Actualmente son la mayoría de los alimentos que consumimos. Y en casi todos los casos, estas comidas procesadas no solo carecen de nutrición (provocando desnutrición), sino que también contienen toxinas dañinas —las dos causas de la mayor parte de las enfermedades.

EL ATAQUE DE LA AMENAZA BLANCA

Los mayores culpables de los venenos procesados son lo que el doctor Mark Hyman, en su libro *Ultra Prevención*, llama las Amenazas Blancas: el azúcar blanco, el pan blanco, la grasa blanca, la pasta blanca y el arroz blanco. Todas estas amenazas blancas contienen azúcar o se convierten inmediatamente en azúcar una vez en el organismo. El azúcar que no se consume se convierte en grasa. Estos alimentos blancos están blanqueados y desprovistos de nutrientes. Se pueden encontrar en los estantes de los supermercados y las despensas de todo Estados Unidos. Nuestra adicción a la comida blanca se ha acelerado hasta niveles de récord.

RECUBIERTO CON UNA CAPA DE JARABE

Estudios realizados por el Departamento de Agricultura revelan que el estadounidense medio consume veinte cucharadillas de azúcar al día. Los refrescos actuales contienen unas nueve cucharadillas de azúcar en cada lata de 33 cl, y bebemos siete veces más refrescos que hace solo unas décadas. Nuevos estudios dicen que los refrescos son la primera causa de la epidemia de obesidad que azota Estados Unidos. La forma artificial de azúcar que contienen los refrescos, el jarabe de maíz alto en fructosa (JMAF), contiene más calorías y grasas «malas» incluso que el azúcar natural. El JMAF ha sustituido actualmente al azúcar normal en la mayoría de productos en Estados Unidos. ¿Por qué? Porque es más barato de fabricar. Observa la etiqueta de casi cualquier alimento procesado y lo verás en la lista, habitualmente como el segundo o tercer ingrediente. Es seis veces más dulce que el azúcar. Y no actúa igual que el azúcar normal en el cuerpo, que lo procesa más bien como si fuera grasa. Algunos expertos creen que en realidad se convierte en grasa más rápida y eficazmente que el azúcar normal. También puede contribuir a un antojo de azúcar por su sabor superdulce.

LAS COSAS «CRECEN MEJOR» CON COCA-COLA (COMO PESTICIDA)

La afición a lo dulce de los estadounidenses podría explicar por qué el «alimento» más vendido ahora en el país son los refrescos. La compañía Coca-Cola, con base en Atlanta, vende más de mil millones de botellas y latas de su refresco cada día. ¿Adivinas cuál es el ingrediente número dos de la Coca-Cola? ¡Exactamente! Jarabe de maíz alto en fructosa. Pero eso no es todo lo que lleva.

Hace pocos años, una de las organizaciones de Naciones

Unidas y el Centro por la Ciencia y el Medio Ambiente descubrieron la presencia de cuatro pesticidas e insecticidas extremadamente tóxicos en los productos de Coca-Cola y Pepsi en la India: lindano, DDT, malatión y clorpirifós en niveles que superaban en 36 veces los niveles aceptables. Este descorazonador hallazgo se descubrió cuando los campesinos indios empezaron a utilizar Coca-Cola para exterminar los insectos de sus cosechas. En vez de pagar las carísimas tarifas de las empresas químicas internacionales por sus pesticidas patentados, rociaban sus campos de algodón y chile con Coca-Cola.

Resulta que las cosas crecen mejor con Coca-Cola y que resulta mucho más barato que comprar los pesticidas de Monsanto, Shell o Dow. Hubo tantos campesinos que empezaron a utilizar la Coca-Cola como pesticida que se convirtió en una importante fuente de beneficios para los embotelladores de Coca-Cola en la India. Gotu Laxmaiah, un campesino indio, aplicó la bebida a varios campos de algodón. Estaba encantado con su nuevo fumigador. «Observé que las plagas empezaban a morir poco después de rociar mi algodón con el refresco», declaró al *Deccan Herald*, un periódico indio.

Un portavoz de Coca-Cola en Atlanta dijo: «Conocemos casos aislados en que campesinos han utilizado nuestros refrescos como parte de su rutina de mantenimiento de las cosechas. Los refrescos no actúan del mismo modo que los pesticidas cuando se aplican a los campos o las cosechas. No hay ninguna base científica para ello, y el uso de Coca-Cola para este fin es totalmente ineficaz.» ¿Totalmente ineficaz? Supongo que por eso los campesinos indios han gastado una cantidad tan grande del dinero que tanto les cuesta ganar para utilizar productos de Coca-Cola como pesticidas.

SOBREVIVIR A LOS «INGREDIENTES SECRETOS» DE LA COCA-COLA

Para quienes no lo sepáis, la Coca-Cola fue bautizada con este nombre por la adictiva droga cocaína, derivada de la planta de la coca, que se añadía al producto original para inducir a la adicción de niños y adultos. Cuando la droga fue prohibida, la compañía la sustituyó por un producto químico relacionado pero ligeramente menos adictivo, la cafeína, extraída de los granos de café. También le añadieron el jarabe de maíz alto en fructosa, que podría resultar ser el «ingrediente secreto» más adictivo y tóxico. Coca-Cola no es la única delincuente. La verdad es que todos los refrescos actuales importantes (Pepsi, Mountain Dew, Dr. Pepper, etc.) se basan en una fórmula similar a la de Coca-Cola.

NINGÚN PROBLEMA: COCA-COLA SALUDABLE

¿Has oído hablar de una de las novedades más recientes de los últimos años de los laboratorios de Coca-Cola? ¡La Coca-Cola saludable! Tal cual. El director ejecutivo de Coca-Cola de la época en que la presentaron, E. Neville Isdell, dijo que la nueva cola enriquecida con vitaminas de la compañía, Coke Plus, debería incluirse en la sección de salud y bienestar de los principales supermercados. Quieren que creamos que Coca-Cola Diet + vitaminas = refresco saludable. Ahora puedes estar sano y también beber Coca-Cola. Ridículo es decir poco. Coca-Cola saludable puede sonar a oxímoron, pero mucha gente la compra con entusiasmo. Búscala en la sección de salud y bienestar de tu supermercado local.

Tragando azúcar falso

Los perjuicios para la propia salud no se evitan pasándose a los refrescos de dieta. Sí, incluso los refrescos y comidas edulcorados artificialmente hoy son un problema importante. Engañan a tu cuerpo para que crea que está tomando azúcar cuando no es así, cosa que puede hacer que tu cuerpo ansíe todavía más azúcar. Los falsos edulcorantes son realmente dulces —entre 160 y 13.000 veces más dulces que el azúcar—, lo que hace que cueste saborear las comidas endulzadas naturalmente cuando te has acostumbrado a su versión falsa. ¿Has probado alguna vez algo tan dulce y sabroso que haya repugnado tus papilas gustativas? ¿Qué hiciste? Probablemente lo dejaste a un lado. Los edulcorantes falsos anulan la capacidad de tus papilas gustativas de avisarte si algo es demasiado dulce o engorda demasiado para que no lo tomes. Si quitamos este sensor de «demasiado dulce», comeríamos casi cualquier cosa. No sabríamos cuándo parar.

Aunque la infalible FDA ha aprobado NutraSweet, Equal, Splenda, Sweet'N Low, Neotame y otros edulcorantes artificiales como seguros para el consumidor, la mayor parte de estas creaciones sintéticas y superdulces nacieron en un laboratorio. No se descomponen de manera natural en el cuerpo y no llevan en circulación el tiempo suficiente para que podamos determinar cómo afectan a las personas.

Mantente fiel a la miel de la abuela

Si eres goloso como yo, es mejor que te mantengas fiel a las recetas de la abuela. Cuando quiero endulzar algo, utilizo miel orgánica, silvestre, oscura y cruda. No solo es dulce, sino que estimula el sistema inmune, mata bacterias hostiles, protege los dientes y las encías e incluso ayuda a combatir el cáncer. A ver si los azúcares falsos hacen todo esto.

Otra alternativa al azúcar es la estevia, una planta no tóxica de sabor dulce. Como sustituto del azúcar, la estevia no tiene calorías, reduce la absorción de grasas y la presión arterial, y al no afectar al azúcar en la sangre es segura para los diabéticos. Desde la década de 1970, Japón ha estado utilizando la estevia para endulzar productos alimentarios como helados, pastas, caramelos, refrescos y chicles. Hoy, hasta el 50% de los productos endulzados que se consumen en Japón están hechos con estevia.

También puedes buscar alimentos endulzados con zumos de frutas y azúcar de caña natural, que aunque contienen azúcar, se trata de una forma menos procesada, de modo que obtienes algunos de los nutrientes y vitaminas junto con el azúcar. No consumas azúcar moreno; solo es azúcar blanco coloreado con melaza para que parezca más natural y menos procesado. ¡Que no te embauquen!

ENVENENAMIENTO (ALIMENTARIO) LENTO

¿Sabías que alguien podría estar envenenándote? Si consumes comidas no orgánicas, es muy probable que estés ingiriendo venenos. ¿Cómo es que hay venenos en nuestra comida, y cómo han llegado allí? Será mejor que te asegures de estar sentado para leer la respuesta. Todo empezó en 1939, cuando el químico suizo Paul Müller descubrió el primer pesticida creado sintéticamente y de uso generalizado. Era el diclorodifeniltricloroetano, o DDT. (Si no puedes pronunciar el nombre de un producto químico, es muy probable que no sea bueno para ti.) Hasta los años sesenta fue considerado como un milagro de la química porque mataba un amplio espectro de plagas de insectos y al mismo tiempo parecía tener poco impacto en los mamíferos. No se descomponía rápidamente en el entorno, de modo que no había que aplicarlo a menudo, y la lluvia no se lo llevaba fácilmente de las plantas.

Un pesticida de Premio Nobel

El DDT era barato y fácil de aplicar, y por su descubrimiento Müller fue galardonado con el Premio Nobel de Fisiología o Medicina en 1948. El gobierno de Estados Unidos aprobó enseguida su utilización y las grandes compañías alimentarias dispusieron de un nuevo sistema barato para acabar con las plagas y, así, aumentar el rendimiento de las cosechas y ganar aún más dinero. El ejército de Estados Unidos también lo utilizó como veneno para matar a nuestros enemigos durante la Segunda Guerra Mundial.

El DDT se extendió como un incendio descontrolado por todo el planeta. En 1962, los datos demostraron que el DDT era nocivo, pero como estaba haciendo ganar tanto dinero a tantas compañías, no fue hasta 1972, diez años más tarde, cuando fue declarado venenoso y mortal para casi todas las formas de vida sobre la Tierra. Fue prohibido para siempre en Estados Unidos, aunque muchos países todavía lo utilizan.

¿Podéis volverme a decir por qué deberíamos confiar en el gobierno, la FDA, la Agencia de Protección Ambiental o los gigantes de la industria alimentaria respecto a la comida que nos llevamos a la boca o a las bocas de nuestros hijos, y en definitiva respecto a nuestra Autosalud?

En el momento de escribir este libro, en Estados Unidos hay 250 productos químicos básicos elaborados por más de cincuenta empresas registrados para su utilización como pesticidas en la producción de alimentos. Fertilizantes, pesticidas y conservantes que se están utilizando en este mismo momento sobre (y en) las comidas que compramos cada día en nuestro supermercado, restaurante o servicio de comida rápida habitual y que han sido relacionados con una amplia gama de trastornos graves y a menudo mortales: cáncer, leucemia, abortos espontáneos, daños genéticos, disminución de la fertilidad, daños en el hígado, alteraciones de la tiroides, diabetes, neuropatía, partos de bebés muertos, reducción de la cantidad de esperma, asma y enfermedades autoinmunes (lupus, fatiga crónica, etc.).

Producto contaminado

Un estudio del Grupo de Trabajo Ambiental analizó los resultados de casi 51.000 pruebas de pesticidas en frutas y verduras llevadas a cabo por el Departamento de Agricultura de Estados Unidos y la FDA entre 2000 y 2005. Se midieron los niveles de contaminación de seis maneras diferentes y se clasificaron las cosechas en una tabla combinada de todas las categorías. Debajo se puede ver una lista de los alimentos según su clasificación global, de peor a mejor, junto con los resultados de dos de los seis criterios estudiados.

Puesto	Producto	Porcentaje de muestras con pesticidas detectables	Cantidad máxima de pesticidas encontrados en una muestra
1	Melocotones	96,6%	9
2	Manzanas	93,6%	9
3	Pimiento dulce	81,5%	11
4	Apio	94,1%	9
5	Nectarinas	97,3%	7
6	Fresas	92,3%	8
7	Cerezas	91,4%	7
8	Lechuga	68,2%	9
9	Uvas, importadas	84,2%	8
10	Peras	86,2%	6
11	Espinacas	70,0%	6
12	Patatas	81,0%	4
13	Zanahorias	81,7%	6
14	Judías verdes	67,6%	6
15	Chile picante	55,0%	6
16	Pepinos	72,5%	6
17	Frambuesas	47,9%	6
18	Ciruelas	74,0%	4
19	Naranjas	85,1%	4
20	Uvas, nacionales	60,5%	7

PESTICIDAS PARA LOS PEQUES

Para los niños, la realidad es todavía más desalentadora. Se enfrentan a todos estos efectos además de la posibilidad de defectos de nacimiento, discapacidad para el aprendizaje y problemas de comportamiento. Más de un cuarto de millón de niños estadounidenses entre uno y cinco años ingiere una combinación de veinte pesticidas diferentes al día. Más de un millón de preescolares come al menos quince pesticidas en un día cualquiera. En global, veinte millones de niños de cinco años y menos comen una media de ocho pesticidas al día.

Un reciente estudio conjunto realizado por la Universidad de Emory, los Centros de Control de Enfermedades y la Universidad de Washington descubrieron que la orina y la saliva de niños que comían una gran variedad de comidas habituales de supermercados, restaurantes y colegios contenían pequeñas cantidades de organofosfatos, derivados de la familia de los pesticidas generados por la creación de los agentes del gas nervioso en la Segunda Guerra Mundial. Cuando los mismos niños comían frutas, verduras y zumos orgánicos, no se halló ni rastro de pesticidas.

Cabe destacar que en Estados Unidos es una violación de la ley federal declarar que el uso de pesticidas es seguro, porque los pesticidas son un veneno por definición. Estos venenos se crean para destruir los cerebros, médulas espinales y nervios de sus víctimas, y sin embargo nuestro gobierno y las grandes compañías alimentarias fomentan que nuestros hijos se traguen estos venenos cada día (en cantidades «seguras», por supuesto). ¿Por qué? Pues para que los grandes fabricantes de comidas puedan tener cosechas más abundantes y ganar más dinero. Sencillamente no hay ningún otro motivo para ello. Dejan que envenenen a nuestros hijos para lucrarse.

Si quieres una lista gratuita e imprimible de frutas y verduras con la mayor cantidad de toxinas, visita nuestra página web, *www.SelfHealthRevolution.com*.

LA PERVERSIÓN DE LA COMIDA PARA MASCOTAS

Si por casualidad eres el dueño de una mascota, no creas ni por un instante que se han olvidado de tu querido y adorable amigo peludo. Se calcula que viven unos 55 millones de perros y 63 millones de gatos en los hogares estadounidenses. Esto implica gran cantidad de comida para mascotas y, por supuesto, un montón de dinero para las grandes compañías alimentarias. No se conforman con daros de comer sus alimentos falsos a ti y a tu familia, también quieren ocuparse de tus mascotas.

Antes de 1930, los perros y gatos comían básicamente lo que comía la gente: fruta, verdura y carne fresca y orgánica, recién salida de la mesa. Pero las grandes compañías alimentarias se dieron cuenta de que tenían que hacer algo con el trigo, el arroz y el maíz rechazados que no superaban las inspecciones del Departamento de Agricultura por estar rancios, mohosos o contaminados de algún modo. También tenían la carne sobrante y no comercializable que no superaba las inspecciones porque estaba enferma o estropeada.

Así nació la idea de la «comida para mascotas» comercial, combinando dos comidas no consumibles y rechazadas para formar una nueva comida maravillosa para el mejor amigo del hombre. Estas deliciosas comidas para mascotas se elaboran con lo que se conoce en la industria como «carne 4D», es decir, carne no apta para las personas por estar enferma, estropeada, moribunda o muerta al llegar al matadero (4D por *diseased*, *disabled*, *dying* y *dead* en inglés). También incluyen «derivados», que es un eufemismo de la industria para cualquier parte del cadáver que no sea la carne propiamente dicha, como picos, pezuñas, cabezas, pulmones, patas, sangre, hocicos y otros ingredientes interesantes.

También se utilizan conservantes en estas comidas para mascotas. ¿Por qué crees que tarda tanto en caducar? No parece que se eche a perder jamás, ¿verdad? Nuevamente, esta longevidad ahorra dinero al productor y al tendero, pero no es muy buena para las mascotas que amamos. De hecho, uno de los conservantes más comunes en la comida para mascotas, la etoxiquina de Monsanto, no solo se utiliza como conservante en la comida para mascotas sino también como agente endurecedor para los neumáticos y está marcado como veneno en sus fábricas (y en las plantas que los almacenan). La Agencia de Salud y Seguridad Laboral lo identifica como producto químico peligroso y el Departamento de Agricultura como un pesticida (que, como ahora ya sabes, significa veneno). Luego están el BHA (butilhidroxianisol o E-320) y el BHT (butilhidroxitolueno o E-321), ambos sospechosos de causar disfunciones hepáticas y renales, así como cáncer de vejiga y de estómago. Y, por cierto, todos estos conservantes, pesticidas y venenos hace ya tiempo que están prohibidos en Europa.

ANIMALES CON ENFERMEDADES HUMANAS

¿Qué les están haciendo estos venenos a nuestras mascotas? Actualmente vemos a muchos animales jóvenes con enfermedades que solo solían verse en animales más viejos. Muchos jóvenes veterinarios recién salidos de las facultades creen que estos problemas encontrados en animales jóvenes son «normales», pero sin duda se trata de algo nuevo. Cada día llegan a las consultas veterinarias perros y gatos enfermizos que sufren diarrea, gases, caspa, dermatitis aguda, vómitos, pérdida excesiva de pelo, picores, abrasión, se rascan compulsivamente, se lamen constantemente las patas o padecen enfermedades crónicas.

Peor aún, estudios recientes han demostrado que los animales que se han visto obligados a subirse al carro de las comidas falsas humanas al consumir comida para mascotas ahora sufren enfermedades humanas como cáncer, artritis, obesidad, infecciones dentales, enfermedades de corazón, y las sufren en cantidades nunca vistas. Si te ha chocado y desanimado lo que has leído hasta ahora sobre la comida para mascotas, espera a leer lo que te contaré a continuación.

UNA VIDA DE PERROS

Algunas comidas para mascotas están hechas en realidad de mascotas. Ya lo sé, puede parecer chocante e incluso inverosímil. Pero cada año, millones de perros y gatos muertos son procesados junto a las vacas y otros animales por parte de grandes compañías alimentarias conocidas como «aprovechadoras». El producto acabado —comida de sebo y carne— se sirve actualmente en las comidas para mascotas.

La Asociación Nacional de Control Animal calcula que entre centros para animales abandonados y veterinarios matan cada año a trece millones de mascotas en Estados Unidos. El 30% de estos animales son enterrados, otro 30% incinerados y un 40% (unos 5,2 millones) se envía a las plantas de aprovechamiento. Cuando leas «proteína animal» en las etiquetas de comida para animales, eso significa animales cocidos para su «aprovechamiento», incluidos algunos perros y gatos. No hay modo de saber realmente qué animales se han utilizado, porque la ley no obliga a los aprovechadores a decírtelo.

Este proceso de aprovechamiento hace décadas que funciona y lo han confirmado numerosas agencias federales y estatales, incluyendo a la FDA, la Asociación Americana de Veterinarios y la Asociación de Médicos Veterinarios de California. El gobierno no controla ni regula qué tipo de animales pueden ser aprovechados o no, de modo que los grandes aprovechadores y fabricantes de comida se limitan a comprar los cadáveres más baratos que encuentran: los de nuestras mascotas. Como he dicho, solo lo hacen para ganar dinero. Y tú que pensabas que la cosa no podía ser peor.

Levanta la mano si te estás preguntando: «¿Dónde puedo encontrar comida para mascotas que no envenene, desnutra, ni obligue al canibalismo a mi mascota?» Pues si estás un poco confuso sobre qué comida comprarle a tu mascota, visita nuestra página web y verás una lista comparativa de las comidas más saludables para mascotas en todo el mundo. Mi favorita, y la que le gusta a mi perro *Polar*, es Castor and Pollux Organic Mix.

CONOCE TU CARNE

Ahora que ya sabes de dónde procede la comida de tu mascota, centremos nuestra atención en la fuente de la alimentación humana. Ya es hora de que sepas qué carne comes. Sin embargo, ya te advierto que no será un descubrimiento demasiado agradable. De hecho, lo que vas a comprobar podría alterar para siempre tu visión de la carne.

La mayoría de los estadounidenses tenemos una imagen bucólica de vacas, gallinas, corderos y cerdos. Nos imaginamos a animales paseando por un prado, pastando hierba verde y disfrutando del entorno pacífico y tranquilo de una granja en el campo. Pero esta visión idealizada de las granjas estadounidenses desapareció hace unos cuarenta años. La nueva realidad podría asustarte.

Durante los años sesenta, las grandes compañías alimentarias empezaron a comprar miles de pequeñas granjas familiares de ganado. Actualmente, la mayoría de las granjas de ganado están controladas por un puñado de compañías. En vez de tener solo unos pocos cientos de animales, como las granjas familiares, estas granjas albergan cientos de miles y a veces incluso millones de animales. En vez de dejar que los animales pazcan la hierba, vaguen por los campos y disfruten del sol, los encierran en edificios; los alimentan con maíz, entre otras cosas (con lo cual engordan pero también enferman); no les dejan espacio para moverse y no les permiten ni una pizca de sol.

Para que estos animales enfermizos engorden aún más, les inyectan hormonas de crecimiento y hormonas femeninas, y para mantenerlos con vida los inflan a base de antibióticos. A estas granjas las llaman «centros de alimentación de animales concentrados». (Ya ni siquiera pueden seguir llamándolas «granjas».) Yo las llamo «campos de concentración».

TORTURADOS, ENFERMOS, ESTRESADOS Y LOCOS

Como puedes imaginar, las condiciones en estos campos de concentración son poco saludables, asquerosas y repugnantes. Los animales están tan concentrados que el suelo apenas es visible y, cuando es visible, está cubierto de excrementos y a veces de cadáveres de otros animales. Muchos animales, como los cerdos (que se consideraba que eran tan inteligentes como los perros), viven toda su vida en pocilgas tan estrechas que no pueden ni girarse, lo que los vuelve locos. Estos animales viven contra natura, como fantasmas, estresados y torturados, lo que afecta directamente a su inmunidad, su nutrición y su salud general. ¿Puede producirte algún efecto negativo el hecho de que te comas estos animales tan débiles, deprimidos y enfermos?

¿Por qué se apoderaron las grandes compañías alimentarias de aquellas hermosas granjas familiares para convertirlas en campos de concentración? Pues en aras de la sacrosanta eficiencia. Piensa en los nuevos barrios que se construyen hoy día. ¿Te acuerdas de cuando las casas tenían patio? Todo guarda relación con el dinero. Más casas por metro cuadrado equivale a más dólares en el banco, y lo mismo se puede aplicar a la ganadería. ¿Qué pasa cuando pones a los animales tan apretados? Pues muchas cosas malas. Por ejemplo, ¿qué tipo de alimento crees que comen estos animales de campo de concentración? Lo has adivinado: el más barato posible. Lo que contaré a continuación podría ponerte enfermo.

EL CANIBALISMO DE LAS VACAS

Si por casualidad no te terminas tu filete en un restaurante, procura pedir una bolsa para llevártelo, o los restos podrían ser la cena de una vaca (tu próximo filete). Es cierto. ¿Sabías que a los terneros, en vez de darles de beber la leche de su madre, los alimentan con una leche de fórmula hecha a partir de sangre de vaca? Sí, esta práctica es perfectamente legal. De hecho, la Agencia de Alimentación y Medicamentos y el Departamento de Agricultura permitían que se alimentara al ganado con restos de otras vacas. Finalmente la práctica fue prohibida en 1997 por presiones políticas y por su riesgo para la salud. Actualmente el gobierno permite que se alimente a las vacas con restos de gallinas, comida sobrante de los restaurantes y comida de mascotas caducada (que ya sabes de qué está hecha).

EL APROVECHAMIENTO LO CAMBIA TODO

Todavía se permite alimentar a las vacas con pienso que puede contener otros animales, como cerdos, pescado, gallinas, caballos e incluso gatos y perros. Y algunos de estos animales, antes de ser triturados, cocidos y mezclados en el pienso para vacuno, son criados con comida que contiene las mismas partes de vaca que ahora están prohibidas para el consumo del ganado. Para que engorde, el ganado de los campos de concentración sigue consumiendo partes de cerdo y sangre de caballo como proteína, así como sebo, que es la grasa que se extrae de las partes de ganado reaprovechadas.

¿Cómo pueden permitir el Departamento de Agricultura y la FDA estas prácticas? Los portavoces del gobierno sostienen que la carne procesada por los aprovechadores se desnaturaliza, lo que significa que ya no es lo que era antes. Así, argumentan, calentar las partes animales de perros, gatos, cerdos, pescado, gallinas y vacas a temperaturas muy elevadas durante treinta minutos en el proceso de aprovechamiento cambia la naturaleza de la propia carne. La desnaturaliza.

Según el gobierno, los perros, gatos, cerdos, pescado, pollos y vacas ya no son partes animales, puesto que el proceso de aprovechamiento los convierte en algo llamado sebo (grasa animal) o pienso cárnico (proteína animal). Suena un poco como el juego del trile, donde tu rival no deja de moverlo todo hasta que ya no sabes dónde está la bolita.

Convertir a herbívoros (que comen hierba) como las vacas en carnívoros (que comen carne), y ahora en caníbales (que se comen a su propia especie), ya de por sí es algo horrendo y espeluznante, pero, además, ¿alguien se ha parado a pensar qué efecto tiene este infame experimento en los cuerpos de los propios animales y en los de las personas y otros animales que se alimentan de su carne?

GRANJAS DE ENGORDE

El objetivo de estos campos de concentración es engordar a los animales. Al contrario que en las «clínicas de adelgazamiento», aquí cuanto más engordas, más vales. De hecho, el Departamento de Agricultura clasifica la carne según su contenido de grasa. Más grasa equivale a un precio de venta más caro. Las grandes compañías alimentarias se esfuerzan para que estos animales estén supergordos, que aumente su ritmo de crecimiento y produzcan más leche, lo que incluye darles hormonas de crecimiento. (Piensa en una vaca atiborrada de esteroides.)

Dos de estas hormonas, el estradiol y el zeranol, son sospechosas de causar cáncer y de afectar al crecimiento infantil. Las hormonas femeninas (estrógenos) inyectadas a los animales para engordarlos pueden añadir entre 18 y 22 kilos a un buey en el matadero. Ahora muchos científicos creen que estas hormonas femeninas no solo llegan a nuestro cuerpo sino también al medio ambiente. Se las ha relacionado con la reducción de espermatozoides en el semen, la pubertad prematura en las niñas, el crecimiento de pechos en los hombres y en el cambio de sexo (de macho a hembra) en peces que viven río abajo de estos campos de concentración. «Come carne y cambia tu sexo», podría ser el lema futuro de estas grandes empresas cárnicas.

VACAS DROGADICTAS

Los animales de los campos de concentración están débiles, enfermos, cansados, torturados, drogados, toman un exceso de medicamentos y están desnutridos. ¿Qué los mantiene con vida? ¡Ah, sí, los antibióticos! Por supuesto, esto alegra mucho a las compañías farmacéuticas. Más de la mitad de todos los antibióticos fabricados y vendidos cada año van a campos de concentración de animales. Sí, a los animales les dan los mismos antibióticos que a las personas. Muchos temen que esto pueda llevar directamente a la creación de un «supervirus», porque cuanto más se exponen los gérmenes a los antibióticos (tanto en animales como en humanos), más fuertes se vuelven. (Piensa en los millones de animales de granja.)

Alguien puede decir: «Ah, no pasa nada. Los antibióticos mantienen con vida a estos pobres animales.» Sí, vivos en un sistema creado por las grandes compañías alimentarias para exprimir al máximo los beneficios sin tener en cuenta el coste para estos indefensos animales o para las criaturas que se los coman.

¿Qué más le podrían hacer a la comida para que fuese aún peor? Seguro que a estas alturas ya han agotado todas las posibilidades. Pues no: hay más, y si eres aprensivo será mejor que te prepares.

ESTIÉRCOL EN LA CARNE

Casi todas las carnes de campo de concentración de tu restaurante o supermercado habitual contienen excrementos animales. Sí, aunque parezca mentira. El proceso de sacrificio se lleva a una velocidad tan vertiginosa (para ganar más dinero) que cuando los animales entran en el matadero, inevitablemente se esparcen las heces que embadurnan el suelo. El proceso reparte rápidamente estos excrementos de cientos de cadáveres entre millones de hamburguesas. Como estas heces probablemente contienen bacterias mortales como la E-Coli 0157, las grandes compañías alimentarias concentran sus esfuerzos en esterilizar las heces —que inevitablemente acabarán llegando a tu cuerpo— con aún más pesticidas y radiación de bajo nivel.

Pero no te preocupes, cualquier excremento que puedas encontrar en tu filete o hamburguesa ha sido totalmente esterilizado e irradiado para tu protección, gracias a los amiguetes de la FDA, el Departamento de Agricultura y las grandes compañías alimentarias.

NO TIENES POR QUÉ HACERTE VEGETARIANO

Si te gustan los filetes y la carne, como a mí, esta información te habrá alterado y disgustado. Tal vez preferirías no haber sabido nunca lo que acabas de descubrir. Llegado a este punto tal vez quieras cerrar los ojos y tratar de olvidar de dónde viene tu carne, pero ahora lo sabes. Recuerda que, como la gravedad, la verdad está ahí tanto si te la crees como si no. Así que no cierres los ojos. En el próximo capítulo te daré alternativas a las carnes de campo de concentración que no solo son mejores para los animales sino también mucho más saludables para ti, rebosantes de sabores deliciosos y naturales. Si quieres saber ya dónde encontrar las mejores carnes orgánicas del mundo, alimentadas con hierba y criadas en pastizales, visita nuestra página web. Es una carne que te gustará conocer (¡y comer!).

ERES LO QUE COMES... Y LO QUE TÚ COMES, TAMBIÉN COME

La conclusión respecto a la comida falsa es esta: ¡la abuela tenía razón! Eres lo que comes. De hecho, los científicos pueden tomar grasa de tu barriga, tus caderas o tu trasero, ponerla en el microscopio y decir exactamente de dónde procede tu grasa. Saben si tu grasa se ha formado por comer grasa de vaca, cerdo, cordero o pollo. La comida va de tus labios a tus caderas, y te conviertes exactamente en lo que comes. Y además, como ahora sabes, lo que comemos también come. Una vez dicho esto, si fueras una vaca, ¿te comerías a ti mismo?

Si comes alimentos cultivados en suelos pobres, bombardeados con pesticidas, fungicidas y conservantes, procesados, refinados y vaciados de nutrientes, pues de eso estará formado tu cuerpo. Tan sencillo como eso. Si comes animales obesos de campo de concentración que han sido destetados con sangre de vaca, inyectados con hormonas femeninas, medicados con antibióticos y alimentados con maíz, soja y semillas de algodón modificados genéticamente, y con las grasas de su propia especie, adornado con heces y desechos del matadero, pues eso es lo que llevarás contigo en tus intestinos, alrededor de tu cintura y en el trasero. Y sin duda eso ejercerá un efecto en tu Autosalud.

EL DIQUE DE LA AUTOSALUD

Hace pocos años, unas inundaciones de las que se dan una vez cada quinientos años devastaron los pueblos y condados del Medio Oeste superior. Manzanas enteras quedaron cubiertas por el agua, coches aparcados a cuatro metros de profundidad. Las presas y diques construidos por el gobierno para proteger a la gente no aguantaron. Los diques construidos por el gobierno para salvar a la gente ahora la estaban ahogando.

En medio de aquellas lluvias torrenciales, unas cuantas personas orgullosas e independientes, sabiendo que la solución del gobierno probablemente fallaría, habían levantado sus propios diques alrededor de sus casas con sus propias manos y su propio dinero. Mientras otros lo perdieron todo, estos pocos pudieron mantener sus casas a flote y secas. De hecho, en un barrio, mientras toda la gente había sido evacuada, uno de estos propietarios se quedó, con su hogar asegurado por el dique que él mismo había construido. Con calma y como si nada, lanzó su caña de pescar a las aguas que tenía delante del porche de entrada, comentando con los periodis-

---

El cuerpo es una máquina para vivir. Está organizado para ello, es su naturaleza. Deja que la vida continúe en él, sin impedimentos, y deja que se defienda solo. Lo hará mejor que si lo paralizas agobiándolo con remedios.

LEÓN TOLSTÓI

---

tas y equipos de rescate: «Hace un día fantástico para pescar, ¿no?» Pues eso es la Autosalud.

Como he dicho al principio de este capítulo, cada vez que te sientas a la mesa a comer, estás tomando una decisión de vida o muerte. Realmente cavamos nuestra tumba con el tenedor y el cuchillo. ¿Qué comida encontrarás en el extremo del tenedor? Sigue leyendo y te hablaré de comidas que pueden marcar la diferencia para tu Autosalud y la salud de tus seres queridos.

7

El neurólogo definitivo

> Lo que ocurre un día en el cuerpo humano basta para quitarle todo el lustre a la ficción.
>
> RALPH WALDO EMERSON

El cuerpo humano es la creación más maravillosa del universo. Desde la circulación sanguínea (corazón, sangre, vasos) hasta la digestión (boca, estómago, intestinos), el cuerpo tiene más de once sistemas enormemente complejos, tanto que ningún científico los entiende totalmente y tal vez nunca nadie lo consiga. El cuerpo está formado por más de 100 billones de células, 206 huesos, 600 músculos y 22 órganos. Nuestros ojos pueden distinguir 10 millones de colores diferentes, absorbiendo más información que el telescopio más potente. Nuestros oídos pueden discriminar unas 1.600 frecuencias. Nuestro corazón late unas 100.000 veces al día y bombea sangre a través de más de 1.500 kilómetros de arterias sin que tengamos siquiera que pensar en ello.

¿Puedes convertir una manzana en sangre? Tu cuerpo sí. Puede transformar una naranja en un hígado, un corazón, un riñón o cualquier cosa que necesite, algo que ni siquiera el equipo más brillante de científicos sabría por dónde empezar. El cuerpo ha creado y sustituido 50.000 células en el tiempo que has tardado en leer esta frase.

TU CEREBRO ES TU MEJOR MÉDICO

El cerebro humano, con un peso entre 1,2 y 1,4 kilos, controla estos 100 billones de células de tu cuerpo. Funcionando con doce vatios, la energía contenida aproximadamente en dos plátanos grandes, el cerebro puede almacenar la suficiente información para llenar dos Empire State Buildings con minúsculos chips informáticos repletos de datos. Hasta la fecha, ningún ordenador ni grupo de ordenadores puede igualar el poder global de un cerebro humano.

Este cerebro tiene un objetivo inequívoco: mantener tu cuerpo sano y vivo. Para eso vive. Trabaja con este único objetivo las veinticuatro horas del día, siete días a la semana. Trabaja mientras duermes, mientras juegas, mientras comes. Es la inteligencia más poderosa del universo, y trabaja para tu Autosalud.

Tu cerebro sabe más de tu salud individual que todos los médicos, cirujanos, especialistas, centros médicos, universidades, investigadores y científicos del mundo juntos. Es tan bueno en lo que hace que la mayoría de la gente lo damos por sentado. Por ejemplo, observa su asombroso trabajo cuando nos cortamos un dedo.

EL OBRADOR DE MILAGROS

En primer lugar, el cerebro envía coagulantes al corte para detener la hemorragia; luego activa a los glóbulos blancos para que ataquen a cualquier enemigo que pueda haber penetrado por el corte; luego ordena llevar al lugar una sustancia pegajosa llamada fibrina. La fibrina se filtra a través de las capas de músculo dañado como una red y cierra la herida. Luego el cerebro indica a unas células llamadas fibroblastos que se adhieran a la piel herida para crear un puente hacia la piel sana, que finalmente se convierte en una costra que cae en cuanto la herida está curada. Todo esto ocurre en cuestión de minutos, sin que nos demos cuenta ni tengamos que hacer ningún esfuerzo, casi milagrosamente. Este mismo tipo de curación milagrosa tiene lugar millones de veces por todo tu cuerpo, una curación que generalmente pasa desapercibida.

SOLO TIENES SIETE AÑOS

Tu cuerpo es una máquina de curación. Cada segundo sustituye 50.000 células moribundas y más de un millón de células cada día. Tu tracto digestivo es sustituido cada cuatro días, tu sistema inmunológico cada siete días, y la mayor parte de tu cuerpo, salvo el cerebro y los ojos, es sustituido totalmente en un tiempo que no llega a los siete años. Sea cual sea tu edad, tu cuerpo es muchos años más joven: si tienes cuarenta años, tu cuerpo tiene menos de diez. (Vaya, eres más joven de lo que pensabas.)

La cuestión es que tu cuerpo no es frágil, débil, estúpido o vulnerable. Si se alimenta con el combustible adecuado (comidas vivas), el cuerpo será inteligente, fuerte, resistente y capaz de curaciones increíbles. Uno de sus mayores milagros es que encuentra el modo de permitirnos sobrevivir a la alimentación que comemos actualmente en Estados Unidos.

Por tanto, si el cerebro y el cuerpo son tan inteligentes y poderosos, ¿por qué estamos tan enfermos los estadounidenses? En primer lugar, hay que entender las verdaderas causas de la enfermedad.

LOS GÉRMENES NO MATAN

¿Qué te viene a la cabeza si pregunto de dónde vienen las enfermedades? ¿Gérmenes, virus, bacterias, la herencia genética? Estas serían las causas que se le ocurrirían a la mayoría de la gente, y ciertamente todas pueden contribuir a una enfermedad concreta. Pero ¿son realmente la causa de las enfermedades o dolencias? Louis Pasteur fue una de las primeras personas que vio gérmenes por el microscopio. Imaginó que podrían tener algo que ver con las enfermedades, y no algún objeto maldito o espíritu maligno como se creía comúnmente en aquellos tiempos. Pero hubo una cosa que nunca consideró: ¿por qué hay gente que con estos gérmenes en el cuerpo no enferma jamás?

¿Conoces a alguien que nunca caiga enfermo? Tal vez tú mismo eres uno de ellos. Son personas que pueden revolcarse por el suelo con niños con la nariz moqueando, estrechar la mano a compañeros de trabajo con tos o resfriados, incluso tener a toda su familia enferma en la cama, y nunca parecen afectadas por las enfermedades circundantes. Por algún motivo, no son vulnerables a los gérmenes habituales como el resto de las personas. ¿Por qué crees que pasa esto? Si estos virus, bacterias y microbios realmente causan enfermedades, ¿por qué no afectan a esa persona?

KOCH Y SUS PREGUNTAS

Esta fue la pregunta que Robert Koch, Premio Nobel y amigo de Pasteur, respondió el siglo pasado. Si realmente los gérmenes causan enfermedades, entonces ¿por qué a veces encontramos la enfermedad en el cuerpo de alguien pero el microbio no se encuentra por ninguna parte? ¿Por qué a veces encontramos el microbio en el cuerpo de alguien pero no la enfermedad? ¿Por qué a veces podemos extraer el microbio que se supone ha enfermado a alguien y ponerlo en el cuerpo de otra persona sin que esta caiga enferma? ¿Por qué podemos coger el microbio y ponerlo en células humanas normales en una placa de Petri fuera del cuerpo sin que esas células enfermen?

En uno de sus experimentos, Koch inyectó sangre de enfermos de gripe en 62 voluntarios sanos. También roció gérmenes de la gripe en sus gargantas y en su comida. ¿Qué ocurrió? Nada. Nadie enfermó. En los tiempos modernos, Andrew Weil, investigador de Harvard, lo ha confirmado. Escribe Weil: «Los objetos externos nunca son causa de enfermedad, simplemente son agentes que esperan a causar síntomas concretos en anfitriones susceptibles. Más que combatir las enfermedades con la esperanza de eliminarlas, deberíamos preocuparnos más por fortalecer la resistencia [del cuerpo] a ellas.»

LOS GÉRMENES SOLOS NO NOS HACEN ENFERMAR

Weil llegó a la conclusión de que los gérmenes por sí solos no causan dolencias ni enfermedades. Solo prosperan cuando nuestras células están debilitadas. Normalmente, a las células sanas no les afectan los gérmenes, las bacterias ni los virus fuera o dentro del cuerpo. Muchos lectores de este libro probablemente tienen gérmenes ahora mismo en su cuerpo, y sin embargo no están enfermos. Siempre hay más probabilidades de caer enfermo cuando estás cansado, bajo de energía, no comes bien, bebes demasiado, no duermes lo suficiente, te encuentras deshidratado, preocupado, deprimido o estresado. ¿No es entonces cuando sueles enfermar? No hace falta ser premio Nobel de Medicina para saber eso, ¿no? Solo hace falta sentido común. (Esto la abuela también lo sabía.)

De modo que si las enfermedades no provienen de los gérmenes, bacterias y virus, ¿de dónde vienen? ¿Cuál es su causa real?

> Toda verdad pasa por tres etapas. Primero,
> es ridiculizada. Segundo, recibe una
> oposición violenta. Tercero, es aceptada como
> algo evidente.

ARTHUR SCHOPENHAUER, FILÓSOFO ALEMÁN

DOS CAUSAS DE ENFERMEDAD: DESNUTRICIÓN Y TOXINAS

Casi todas las enfermedades tienen dos causas posibles: desnutrición (comer alimentos falsos) y toxinas (ingerir venenos). Cuando los 100 billones de células de tu cuerpo reciben alimentos vivos, agua pura y nutrientes potentes, pueden funcionar a un nivel que protege de los ataques de todos los gérmenes, bacterias y virus. Simplemente, estos no pueden derrotarlas. Pero si alimentas tu cuerpo con comida falsa, desprovista de auténticos nutrientes y cargada de venenos, combatirá con todas sus fuerzas pero finalmente caerá. Como ya he dicho anteriormente, el mayor testimonio de la genialidad del cuerpo humano es su capacidad para sobrevivir al ataque de la comida falsa con que lo alimentamos.

Hay quien puede estar pensando: «Todo esto es demasiado simple. Yo buscaba una solución más compleja. ¿Cómo puede ser que un problema tan grande tenga una solución tan sencilla?» ¿Te sorprendería que tu coche dejara de funcionar si echara aceite en el depósito de gasolina? ¿O serrín en el aceite? Mejor aún, ¿y si obturase el tubo de escape con arcilla? ¿Te sorprendería que tu coche dejara de funcionar después de tanto abuso? Nuestros cuerpos son mucho más complejos y sensibles que nuestros coches.

LA FILOSOFÍA DEL CONDENSADOR DE FLUJO

¿Te acuerdas del condensador de flujo de la popular serie de películas de los ochenta *Regreso al futuro*? Doc Brown, si lo recuerdas, concibió originalmente la idea del condensador de flujo el 5 de noviembre de 1955, tras resbalar y golpearse la cabeza con el lavabo mientras estaba en el baño colgando un reloj. Tuvo la visión de tres luces centelleantes en forma de Y; según Doc, esto es «lo que hace posible viajar en el tiempo» con el coche DeLorean DMC-12. Lo único que hacía falta para alimentar el condensador de flujo eran 1,21 gigavatios de electricidad (nada fáciles de encontrar). En el segundo episodio, Doc Brown aparca en el vado de los McFly tras un viaje al año 2015 con un accesorio llamado «reactor casero de energía» de marca Mr. Fusion, que convierte los desperdicios domésticos en energía. Doc coge el cubo de basura más cercano y vierte su contenido y todo tipo de basura aleatoria en el condensador de flujo. Ya pueden viajar.

Muchos vemos nuestro cuerpo del mismo modo. La comida es comida, ¿no? Pues llena el depósito, que funcionará con cualquier cosa.

Cuando echamos todo tipo de basura a nuestro sistema, ¿por qué nos sorprende que nuestras células la combatan, se debiliten, enfermen y mueran? Cuando les damos a nuestras células las mejores comidas, se vuelven fuertes, llenas de energía, en forma y potentes.

¿Cómo se sienten hoy tus células? ¿Les vendría bien un estímulo? ¿Quieres saber más sobre cómo lograr que se sientan mejor? Estás a punto de descubrirlo. ¿Nervioso?

8

Come vida para vivir

> El resto del mundo vive para comer...
> yo como para vivir.
>
> SÓCRATES

Tú y yo somos diminutos seres vivos en un diminuto planeta vivo que gira dentro de un enorme sistema solar muerto, oculto en una enorme galaxia muerta, perdida en un universo de miles de millones de enormes galaxias muertas de años luz de diámetro. Por lo que sabemos hasta el momento, somos los únicos seres vivos del universo. ¿Por qué estamos vivos? ¿Qué nos da la vida en un universo de muerte? Tres cosas: el aire, el agua y los alimentos. Si dejamos de respirar aire, beber agua o ingerir comida, estamos muertos.

El aire, el agua y la comida hacen posible que existamos, y la calidad de nuestra existencia se basa en la calidad de estos tres elementos. En otras palabras, cuanto mejor sea la calidad del aire, el agua y la comida que consumimos, mejor será la calidad de nuestra Autosalud. Si tenemos aire saludable, agua pura y comida viva, viviremos más y mejor.

La pureza del aire puede resultar bastante difícil de controlar. Un agua buena es un poco más accesible, aunque puede ser difícil de encontrar. (Ya hablaremos de este tema más adelante.) Por otra parte, la comida es algo que la mayoría podemos controlar totalmente (te lo creas o no). Mientras nuestro cerebro guíe nuestros brazos y manos, podemos decidir qué nos llevamos a la boca, ¿verdad? Como seres vivos en un hermoso planeta vivo, ¿con qué tipos de comida crees que deberíamos alimentar nuestras células vivas? ¿Comida viva o comida muerta?

LAS ENZIMAS, LA FUERZA DE LA VIDA

¿Existe algo así como la comida viva? Por supuesto que existe. Piénsalo. ¿Qué tipo de comida consumían nuestros bisabuelos? La mayor parte recogida directamente del huerto, mientras todavía estaba viva, antes de cocinarla, envasarla, procesarla, refinarla y en definitiva matarla. Las comidas vivas contienen la fuerza vital de todas las cosas en forma de enzimas. Sin enzimas, no existiría nada en la Tierra. Nuestro planeta parecería Marte. Las enzimas hacen posibles las reacciones químicas en el mundo y en nuestro cuerpo. Hay tres mil enzimas conocidas, que nos permiten digerir la comida, respirar, combatir las enfermedades, ver, oír, oler, saborear, pensar, movernos y tener sexo. Si tu cuerpo se queda sin enzimas, estás muerto. ¡Por eso las enzimas son tan importantes!

COCINAR MATA LA VIDA

Nos han enseñado a cocer demasiado la comida. A 48 grados, todas las enzimas empiezan a morir. Los alimentos cocidos, procesados, refinados, enlatados y pasteurizados son esencialmente comidas muertas, porque sus enzimas han sido destruidas. Gran parte de la dieta estadounidense actual se compone de comidas muertas. Estas son alimentos que han sido alterados de su estado natural. Cuando ingerimos comidas muertas, el cuerpo tiene que poner la quinta velocidad para producir enzimas desde el páncreas a fin de digerirlas. Esto vacía el páncreas de las enzimas necesarias para funciones cruciales como combatir las enfermedades.

La bisabuela sacaba las enzimas de los alimentos que comía, comida viva y cruda, de modo que su cuerpo no tenía que gastar estas preciosas enzimas en la digestión. En vez de eso, su cuerpo utilizaba los recursos enzimáticos para combatir las enfermedades y curarse, repararse y rejuvenecerse. El motivo por el que nuestra generación está más enferma que la de nuestros bisabuelos es porque todos comemos básicamente comida muerta, cocida y procesada. Cocinar y procesar la comida también cambia su composición química.

¿Recuerdas el laboratorio de química del instituto? Echabas un compuesto en un tubo de ensayo y le aplicabas calor. ¿Qué sucedía? Se transformaba en un compuesto o sustancia diferente. Lo mismo ocurre con las comidas cuando las calientas a temperaturas elevadas. Calentar, procesar y refinar puede cambiar la naturaleza y la composición química de la comida, de modo que ya no sea la misma comida.

EL BUENO, EL MALO Y EL MUERTO

Por ejemplo, la leche pasteurizada y la leche cruda son dos sustancias totalmente diferentes. La pasteurización (un proceso desarrollado por Louis Pasteur) calienta la leche hasta los 138 grados, y sí, mata todos los gérmenes, bacterias y virus. Pero también destruye todo lo bueno que viene con ellos, como las enzimas y otros nutrientes. Es por eso que tanta gente tiene reacciones alérgicas a la leche procesada y pasteurizada pero no a la leche cruda. Piénsalo: la mayoría de nuestros bisabuelos bebían leche cruda recién ordeñada de la vaca. Raramente enfermaban y vivían hasta una edad avanzada.

Hoy en día se pasteurizan muchas más cosas además de la leche. La pasteurización es un proceso que vemos en toda la industria alimentaria, con la leche, los zumos de frutas, la cerveza, la mantequilla, los helados y más. En nuestro frenesí por matar gérmenes, bacterias y virus (ninguno de los cuales causa enfermedades por sí solo), acabamos con las enzimas y nutrientes que necesita nuestro cuerpo para tener células sanas, que evitarían a su vez las enfermedades. Hemos creado una sociedad de comida estéril en la que ni gérmenes, ni enzimas ni nutrientes pueden sobrevivir. Ahora se habla de utilizar radiaciones de bajo nivel (irradiación) en frutas y verduras por el mismo motivo.

Si ahondas un poco, descubrirás que los auténticos motivos de las grandes compañías alimentarias para la esterilización de la comida no es realmente la protección del consumidor, sino otra manera más de conservar y alargar la fecha de caducidad de sus productos y, por tanto, ganar más dinero. (Sí, la codicia es infinita.) ¿Cuántos productos que antes solo duraban unas horas o días ahora pueden pasar semanas e incluso meses sin caducar?

SI ESTÁ HECHO POR EL HOMBRE, NO TE LO COMAS

¿Sabes quién era Jack LaLanne? Fue un precursor del *fitness* que, en su septuagésimo cumpleaños, se esposó a setenta barcas con un tripulante por barca y las arrastró dos kilómetros y medio nadando en mar abierto. Incluso a sus noventa años, LaLanne todavía gozaba de una excelente salud y hacía ejercicio dos horas al día, una hora en el gimnasio y otra en la piscina. Pasó toda su vida comiendo sobre todo alimentos vivos, frutas y verduras crudas. Su lema era simple: «Si está hecho por el hombre, no te lo comas.» Fue un tipo que comprendió perfectamente la importancia de los alimentos vivos y la Autosalud.

Jack LaLanne tenía una manera racional de ver la comida que se ha perdido u olvidado hace décadas. Antiguamente, no hace tantísimo tiempo, fuimos una sociedad de cazadores-recolectores. La mayor parte de lo que comíamos (80%) se recogía fácilmente de lo que plantábamos o cosechábamos en estado silvestre. El resto de la comida (20%) procedía de la caza, que requería grandes esfuerzos con éxitos solo ocasionales. Comer carne en aquellos tiempos era un lujo y un placer poco frecuente.

¿Has visto alguna vez los documentales de *National Geographic*? ¿Te has fijado en que las tribus aborígenes raramente cazan o matan nada en sus cacerías? Normalmente regresan a sus poblados con poco o nada y acaban comiéndose las plantas y frutas que han recolectado las mujeres. La carne es un lujo para ellos. Hoy, como la carne ya no es un lujo para nosotros los estadounidenses (gracias a los campos de concentración animal) y resulta fácilmente asequible, hemos revertido la ecuación.

¿MÚSCULOS DE LAS PLANTAS?

El estadounidense medio come más de noventa kilos de carne cada año. Yo me crie pensando que una comida no era completa a menos que hubiera consumido un buen trozo de carne. Si te criaron como a mí, tal vez pienses que comer mucha carne y productos lácteos (proteínas) es necesario para tener huesos y músculos fuertes. Pero si investigas un poco, descubrirás que esto no es verdad. Piénsalo: los mayores animales —gorilas, elefantes, rinocerontes, hipopótamos— comen predominantemente frutas y vegetales. ¿De dónde sacan las proteínas para tener unos músculos tan fuertes? Soy consciente de que nuestro sistema digestivo es diferente al de las vacas, y sin embargo muchos culturistas son vegetarianos, lo que demuestra que las frutas y verduras son de las comidas más ricas en proteínas que existen.

Toda la proteína se deriva del sol que brilla sobre las plantas. Las plantas absorben la energía solar y la transforman en proteína. La vaca no se ha comido a otra vaca para tener músculos —a menos que proceda de un campo de concentración—. La vaca ha comido hierba. ¿Qué comida crees que contiene más proteína: 100 calorías de solomillo o 100 calorías de brócoli? Si tu respuesta es «solomillo», te equivocas. El brócoli tiene más del doble de proteína que el solomillo. ¿Qué crees que contiene más calcio: la leche o los grelos? Supongo que ya lo habrás adivinado: los grelos. No obstante, nos han programado para consumir grandes cantidades de carne y muy poca fruta y verdura; eso es lo que comen la mayoría de los estadounidenses actualmente. ¿Podría ser este el motivo por el que estamos tan enfermos?

COMER COMO LOS POBRES

En su revolucionario libro *El estudio de China,* calificado como el súmmum de todos los estudios de su tipo por el *New York Times* (un estudio que abarcaba 130 ciudades de 65 países), Thomas y Colin Campbell descubrieron que cuando la gente consumía una dieta basada principalmente en carne y comida procesada (comida muerta), la incidencia de cáncer y enfermedades crónicas aumentaba drásticamente. Pero cuando comían una dieta basada en comidas vegetales (comidas vivas), los índices de cáncer y enfermedades crónicas disminuían, y en muchos casos eran prácticamente inexistentes. En los países más pobres, donde la gente invariablemente consume pocos productos animales, menos del 5% de la población muere de ataques al corazón. *El estudio de China* demuestra que las poblaciones que siguen toda la vida una dieta principalmente vegetal casi no sufren cáncer, infartos ni enfermedades cardíacas. En su inspirador libro *Eat to Live* (Comer para vivir), Joel Fuhrman también demuestra que las poblaciones que consumen una dieta cuyo 75% se compone de frutas y verduras, invariablemente presentan índices mucho menores de enfermedades mortales como cáncer y cardiopatías.

Si estos estudios son ciertos, el cáncer, las enfermedades del corazón y las enfermedades crónicas son causados por una insuficiencia de fruta y verdura. Alimenta tu cuerpo con estas comidas vivas y tal vez no tengas que preocuparte por morir de una de estas enfermedades.

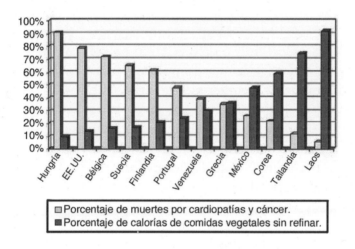

☐ Porcentaje de muertes por cardiopatías y cáncer.
■ Porcentaje de calorías de comidas vegetales sin refinar.

COMER COMO UN ABORIGEN

En su libro *Saber comer*, Michael Pollan analiza un estudio de 1982 con aborígenes australianos de mediana edad que se habían trasladado cerca de la ciudad y habían adoptado una dieta de comida falsa, sobre todo comidas muertas como harina blanca, azúcar blanco, arroz blanco, Coca-Cola, cerveza, leche, carnes grasas, patatas y poca fruta y verdura. Se volvieron obesos y diabéticos y en general tenían mala salud. Kerin O'Dea, un nutricionista, convenció a los aborígenes para volver al monte y recuperar su dieta de cazadores-recolectores (principalmente plantas y poca carne). Durante siete semanas comieron únicamente comidas vegetales, higos, batatas y marisco complementado con algunas aves silvestres, larvas de mariposa nocturna, canguro y cocodrilo.

Tras esas siete semanas, O'Dea descubrió una mejoría sorprendente en casi todas las categorías de su salud, desde la presión arterial hasta el peso (perdieron casi diez kilos cada uno). Incluso su diabetes se estaba normalizando. Menudo cambio representan las comidas vivas para nuestra Autosalud.

Tal vez no os resulte una solución práctica volver al monte como nuestros antepasados, pero sí podemos comer como cazadores-recolectores, recolectando comidas vivas en los mercados o tiendas de nuestro pueblo o barrio. ¿Qué ocurre cuando empiezas a comer más plantas (frutas y verduras)? Hasta que lo hagas, difícilmente te lo puedes imaginar. Las frutas y verduras vivas son sencillamente algunas de las comidas nutricionalmente más poderosas del planeta. Contienen compuestos químicos que pueden mejorar tu salud en un breve período de tiempo.

LA AUTÉNTICA PÍLDORA LILA

Si te dijera que existe una pildorita lila que se ha demostrado que reduce el riesgo de cáncer en la friolera de un 41% (o sea casi la mitad), ¿te la tomarías? ¿Cuánto estarías dispuesto a pagar por ella? ¿Querrías compartir esta píldora con toda la gente que amas y que te importa?

Según un artículo publicado en *Journal of the National Cancer Institute* (Revista del Instituto Nacional del Cáncer) por Jennifer H. Cohen, los hombres que tomaban tres raciones de verdura a la semana tenían un 41% menos de probabilidades de contraer cáncer de próstata que quienes no comían verdura. Aquí tienes tu pastilla, y ni siquiera hace falta que consultes (ni pagues) a tu médico o farmacéutico.

Podría pasarme el resto del libro citando estudio tras estudio que demuestran cómo las frutas y verduras protegen de todo tipo de enfermedades. Esto tal vez no te sorprenda, y seguro que no sorprendería a nuestros abuelos. Lo que crea escepticismo y desconcierta a alguna gente es que las plantas también pueden curar. A lo largo de los tiempos se ha sabido que las plantas son agentes de curación. Desde Hipócrates (el padre de la medicina) en el año 370 a.C. hasta el gran Albert Einstein, mucha gente ha reconocido que las frutas, hierbas y verduras son medicina para el cuerpo. ¿Qué es lo que vuelve tan poderosas a estas plantas? ¿Por qué son tan buenas para nosotros?

EL OXÍGENO: AMIGO Y ENEMIGO

El oxígeno está en todas partes; la corteza terrestre está compuesta en un 50% por oxígeno, el aire que respiramos contiene aproximadamente un 21%, y el 80% de toda la producción de energía en nuestro cuerpo se logra mediante el oxígeno. Podemos vivir hasta cuarenta días sin comida y siete días sin agua, pero solo cinco minutos sin oxígeno.

Irónicamente, aunque el oxígeno es necesario para nuestra supervivencia, de hecho daña nuestras células cuando lo consumimos. Si dejas un trozo de metal a la intemperie, en la humedad del aire libre, se oxida, ¿verdad? Si partes una manzana por la mitad y la dejas un tiempo al aire libre, se vuelve marrón, ¿verdad? Ambos son ejemplos de oxidación.

La oxidación también se produce en nuestro cuerpo. Los antioxidantes (antioxígeno) evitan que las cosas se oxiden dentro del mismo y evitan que nuestras células se descompongan, con el consiguiente envejecimiento, enfermedad y muerte. Las plantas absorben dióxido de carbono y expulsan oxígeno. Al producir tantísimo oxígeno, necesitan una cantidad tremenda de antioxidantes para proteger sus propias células. Estos compuestos químicos vegetales no solo evitan el envejecimiento y la enfermedad (oxidación) de nuestras células, sino que también liberan nuestros cuerpos de venenos como los pesticidas, conservantes, productos farmacéuticos y toxinas, así como de gérmenes, bacterias y virus.

COME VARIADO

Cuanto mayor sea la variedad y cantidad de frutas y verduras que comas, mayor será la variedad de antioxidantes y antigérmenes que aportarán a tu cuerpo y más preparado estarás para combatir los diferentes venenos y gérmenes. En estado silvestre, las plantas se enfrentan a muchos enemigos: plagas, bacterias, virus y hongos. A lo largo de los siglos, las plantas se han vuelto inteligentes y fuertes y han desarrollado miles de compuestos químicos que les permiten combatir y vencer a todos estos enemigos. En un mundo en el que cada día se vierten más y más variedades de toxinas, y con todos los nuevos gérmenes que ahora evolucionan, deberíamos comer cada vez más variedades de plantas. En otras palabras, comer variado.

Las plantas son una maravillosa fábrica de sustancias químicas. Un solo tomate contiene más de diez mil nutrientes vegetales únicos, la mayoría de los cuales todavía tienen que ser plenamente identificados y estudiados. Solo tienes que mirar los distintos nutrientes y sustancias químicas que contienen las plantas y que se sabe que combaten enfermedades.

Algunas sustancias químicas anticancerígenas de la comida vegetal

Compuestos de allium	Isoflavonas	Dithioltiones
Flavonoides	Poliacetilenos	Limonoides
Ácidos fenólicos	Catequinas	Sulforofano
Sulfuros de alilo	Polifenoles	Ácido elágico
Glucosinolatos	Isothiocianatos	Pectinas
Fitoesteroles	Inhibidores de proteasas	Esteroles
Antocianinas	Cumarinas	Ácido ferúlico
Glucosinolatos	Lignanos	Alcohol de perililo
Ácido cafeico	Saponinas	Terpenos

Esta lista es solo una pequeña muestra de los compuestos químicos beneficiosos presentes en los alimentos vegetales; continuamente se descubre alguno nuevo. En el próximo capítulo veremos algunos de los alimentos vegetales más potentes del planeta. Estás a punto de conocer lo que a mí me gusta llamar «superalimentos».

9

Los alimentos son medicina

> Quien no conoce los alimentos no puede comprender las enfermedades del hombre. Que tu alimento sea tu medicina y tu medicina tu alimento.
>
> HIPÓCRATES,
> *padre de la medicina, 370 a.C.*

En vez de un fármaco, imagina superalimentos lo suficientemente fuertes para combatir el cáncer y las enfermedades de corazón, reducir el colesterol y ayudarte a perder peso y aumentar tu energía sin efectos secundarios. Y ¿sabes qué? Pues que puedes encontrarlos en el supermercado más cercano, a pocos minutos de casa, esperando a que los redescubras.

El **brócoli** y la **coliflor** tienen compuestos de azufre que destruyen eficazmente las células que enloquecen en el cuerpo (causando cáncer). Los brotes de brócoli son entre diez y cien veces más potentes que el propio brócoli. Combaten el cáncer de colon, el cáncer de mama, las úlceras y las enfermedades del corazón.

Los **arándanos**, desde hace siglos parte de la dieta de los nativos americanos, son una de las sustancias más llenas de energía y cargadas de nutrientes que puedes darle a tu cuerpo. Sus compuestos químicos le dan a los arándanos su color azul violáceo. Se sabe que sus nutrientes ayudan a reducir el riesgo de ataque al corazón, cáncer, diabetes y Alzheimer, entre otros. Cómelos cada día a puñados.

El **cilantro** es el doble de eficaz que algunos antibióticos para matar ciertos tipos de bacterias y libera al cuerpo de potentes venenos como el mercurio. El mercurio es un residuo industrial que se encuentra a menudo en el agua y en muchos de los animales que comemos.

Las **ciruelas pasas** contienen potentes antioxidantes, incluso más que los arándanos. Los corredores y atletas las devoran a puñados antes de una carrera para mejorar su resistencia y sus tiempos.

Las **hierbas** y **especias** también son potentes. Investigadores de la Universidad de Oslo analizaron 1.113 alimentos para identificar los más ricos en antioxidantes totales. De los cincuenta con mayor contenido de antioxidantes, trece eran hierbas y especias. ¡Se descubrió que el orégano tiene 42 veces más antioxidantes que las manzanas!

Los **tomates,** que en el siglo XVIII se creía que eran venenosos y convertían la sangre en ácido, contienen más de diez mil nutrientes. El licopeno, un potente antioxidante contenido en el pigmento rojo de las plantas, es uno de ellos. Los estudios sugieren que el licopeno podría ser un salvador del corazón y que mantener unos niveles altos de licopeno puede reducir las enfermedades cardíacas hasta en un 50%, así como el riesgo de tumores.

¡Popeye lo sabía! Las **espinacas** son la mejor fuente natural de ácido fólico, una vitamina B que evita las malformaciones congénitas, las enfermedades de corazón, la demencia y el cáncer de colon (el tercer cáncer más común). Otro compuesto de las espinacas, llamado luteína, ayuda a evitar la degeneración macular, una causa importante de pérdida de visión relacionada con la edad. La luteína también ayuda a proteger la piel de los efectos perjudiciales de la exposición al sol, y también protege la capa superior de la piel, evitando la deshidratación, la rugosidad e incluso las arrugas.

Las **bayas** (frambuesas, fresas, moras, etc.) contienen más potencia muscular antioxidante que ningún otro fruto, fortalecen las células contra la oxidación y la inflamación, que son la causa de la mayoría de las enfermedades relacionadas con la edad, incluida la diabetes, las cardiopatías, el cáncer y el Alzheimer. Con gran abundancia de compuestos químicos vegetales como el ácido elágico, las bayas reducen el riesgo de tumores hasta un 58%, previenen las infecciones urinarias, aumentan la memoria y te ayudan a dormir por la noche gracias a un ingrediente químico llamado melatonina.

El nombre botánico del **chocolate** es «cacao». Procede del árbol de la Theobroma, que en latín significa «el alimento de los dioses». Se cuenta que Moctezuma, el gran emperador azteca, tomaba cuarenta copas de chocolate caliente cada día. Científicos de la Universidad de Tufts han desarrollado un test que mide la potencia antioxidante de los alimentos, lo potente que es realmente un alimento, llamada Capacidad de Absorción de Radicales del Oxígeno u ORAC (por sus siglas en inglés). Los polvos de cacao del chocolate negro (70% o más de cacao) superan a casi todos los alimentos estudiados en cuanto a antioxidantes, con una puntuación de 9.000, comparada con los 2.000 de muchas frutas y verduras. Esto podría explicar por qué el chocolate negro reduce el riesgo de diabetes e hipertensión y reduce las enfermedades del corazón en un 20% al reducir el colesterol y la inflamación de las arterias. El chocolate ayuda a mantener las arterias jóvenes y elásticas. Pero tampoco comas demasiado: el azúcar de la mayoría de chocolates no es bueno para el cuerpo.

«¡Come verde!», instaban las madres en los años cincuenta, sesenta y setenta. Nuestros antepasados comían hasta 2,5 kilos de verduras de hoja al día. Y resulta, aunque cueste admitirlo, que no podían haber tenido más razón. Las **verduras**

de hojas como la lechuga, la lechuga romana, la rúcula, el perejil, la acelga, la milamores, la escarola, la achicoria roja y la endivia son tal vez la fuente más concentrada de nutrición entre los alimentos de todo el planeta. Proporcionan una cantidad considerable de minerales (hierro, calcio, potasio, magnesio), vitaminas (K, C, E y B) y nutrientes como luteína, zeaxantina, beta-caroteno y omega-3 que protegen nuestras células de los daños del cáncer, las enfermedades del corazón, la diabetes, la artritis y la obstrucción de las arterias.

Dice un antiguo proverbio chino: «Mejor pasar sin comida tres días que uno sin té verde.» El **té verde** se ha utilizado como medicina en China desde hace al menos cuatro mil años. Ahora la ciencia occidental empieza a ponerse al día. El Instituto Nacional del Cáncer estadounidense publicó un estudio que indica que tomar té verde reduce el riesgo de ciertos tipos de cáncer en los hombres y las mujeres en casi un 60%. Las investigaciones han demostrado que el té verde reduce el colesterol, mejora la artritis, disminuye el riesgo de infarto, combate la infección y mejora el funcionamiento del sistema inmunológico.

El secreto de los tés verdes está en sus potentes antioxidantes, que pueden matar las células cancerígenas sin dañar las normales, y también inhiben la formación de coágulos sanguíneos que pueden ocasionar un ataque al corazón o un derrame cerebral. Esto podría explicar por qué el índice de ataques al corazón entre los hombres japoneses es tan bajo, aunque aproximadamente un 75% fuma.

¿Por qué se considera más saludable el té verde que los demás tés? La respuesta está en cómo se procesan. La mayoría de los tés se elaboran a partir de hojas maduradas o fermentadas, lo que cambia sus propiedades curativas, pero los tés verdes son cocidos al vapor, procedimiento que mantiene intactos sus antioxidantes originales. El té blanco es el menos procesado de todos y el té más potente que te puedes tomar.

La verdad es que todos los tés proceden de la misma planta, la *Camellia sinensis*. Lo que suele hacerlos diferentes es el tiempo de fermentación de sus hojas. La fermentación es el proceso mediante el cual las hojas se vuelven más oscuras al estar expuestas más tiempo al oxígeno. El té blanco, que se recoge como un brote, es el menos fermentado; el té verde no está fermentado en absoluto; el oolong, semifermentado, y el té negro es el más fermentado de todos. Todos estos tés están cargados de antioxidantes como catequinas, flavonoides y polifenoles, lo que significa que el té blanco y el verde son los que tienen un nivel más elevado de catequinas, por lo que mucha gente los considera los más saludables. Pero sucede algo interesante cuando fermentas el té: al mismo tiempo que el nivel de catequina disminuye durante la fermentación, el nivel de teaflavinas y de tearubiginas aumenta, de modo que estas dos sustancias se encuentran en mayores concentraciones en el té oolong y el té negro que en el verde y, por tanto, adquieren potentes propiedades antialérgicas, antiinflamatorias y anticancerígenas.

Puedes encontrar estos tés en casi todas partes, aunque mi marca favorita es The Republic of Tea, especialmente sus tés de hoja entera y en hebras. (Es mejor preparar el té sin filtrar que utilizar bolsitas de té.) Y mi té favorito es su potente té blanco de hoja entera llamado Silver Rain. Otra marca de té buenísima (en bolsitas) es Yumi; también es cien por cien orgánico. Encontrarás mi receta especial de té vigorizante en el capítulo 15. Yo tomo entre tres y cinco tazas de té cada día y me sirve de maravilloso estímulo para pasar el día.

El **gel de aloe vera** se conoce desde hace siglos por sus propiedades curativas. Este cactus de aspecto extraño de la familia de las liliáceas contiene la asombrosa cantidad de 75 nutrientes y 200 compuestos curativos activos. Mucha gente solo piensa en el aloe vera como un remedio para la piel. Tal vez recuerdes incluso a tu abuela cortando un trozo de la planta y aplicándolo a una quemadura. Lo que mucha gente no sabe es que el aloe puede curar tanto el interior como el exterior del cuerpo. Estudios recientes han demostrado que el zumo o gel de aloe bebido puede ayudar a reducir el estreñimiento, la diarrea, la indigestión, los ardores y las úlceras de estómago, matar gérmenes y combatir las enfermedades. Yo tomo gel de aloe vera cada día en mi Batido de Autosalud. Dentro del batido no se nota su sabor, y hace maravillas para curar y conservar las células de tu cuerpo.

No demasiado conocido y sin duda infravalorado, el **extracto de clavo** se extrae de un árbol de hoja perenne que produce un capullo con numerosas propiedades medicinales. También se lo conoce como capullo de clavo. El extracto de clavo es el antioxidante más potente jamás descubierto. Por ejemplo, en la escala ORAC, los arándanos silvestres, que se consideran uno de los alimentos más saludables, puntúan aproximadamente 9.400, pero el extracto de clavo puntúa más de 10 millones. Es la puntuación más alta en la escala de ORAC hasta la fecha. Un pequeño botellín de extracto de clavo es el equivalente nutricional de cuarenta litros de arándanos. El extracto de clavo ayuda al proceso digestivo y mata gérmenes, hongos, bacterias y virus, combate las enfermedades respiratorias, las jaquecas, el estrés y las impurezas en la sangre, y ayuda a corregir las disfunciones sexuales. Yo tomo veinte gotas de extracto de clavo cada día en mi Batido de la Autosalud. Mi marca favorita es HerbPharm.

Para obtener una lista gratuita de las frutas, verduras y aceites más potentes en la escala de ORAC, basta con que consultes nuestra página web.

COMIDA QUE NOS DEFIENDE

Este libro no tiene las páginas suficientes para enumerar los miles de alimentos vivos, compuestos químicos vegetales y nutrientes que pueden alterar radicalmente tu salud. Estos alimentos vivos han absorbido la sabiduría del universo, y durante miles de generaciones el cuerpo humano ha dependido sumamente de sus sustancias únicas para tener una vitalidad continuada y para su misma supervivencia. No hay vuelta de hoja: necesitamos lo que contienen. Nuestro mismo ADN lo exige. Si no lo tenemos, nos debilitamos, enfermamos y morimos. Para evitar enfermedades crónicas, diabetes, cardiopatías, cáncer y muerte prematura, y para disfrutar de energía, forma física, salud, vitalidad y una larga vida, tenemos que encontrar el modo de comer, beber o ingerir estos valiosos alimentos vivos tan necesarios para el cuerpo.

En esta época, el mundo ha conspirado contra nosotros (tal vez sin intención). Desde las grandes compañías alimentarias que nos alimentan hasta los médicos en que confiamos, las agencias del gobierno de las que dependemos y las empresas farmacéuticas a las que escuchamos, te garantizo que nadie se preocupa tanto de nosotros como nosotros mismos. Para estos meganegocios todo parece reducirse al dinero y la avaricia. Ya va siendo hora de que despiertes y comprendas que nadie lo va a hacer por ti.

Por muy raro que suene, nuestra mejor fuente de defensa es la comida que elegimos llevarnos a la boca. Un sencillo acto de rebelión es unirnos contra estas instituciones codiciosas, rechazar sus pseudoalimentos, recetas venenosas y publicidad engañosa, correr a la tienda de alimentación más próxima y atiborrarnos de la única cosa que puede salvarnos realmente: los alimentos vivos.

AQUÍ NO HAY FANÁTICOS DE LA ALIMENTACIÓN SALUDABLE

¿Ya has leído bastante? ¿Estás preparado para la Autosalud? ¿Estás un poco nervioso respecto a dar los primeros pasos? Lo entiendo. Yo también lo estaba. No te preocupes, la Autosalud no te exigirá que dejes de comer carne. No te pedirá que comas únicamente fruta o verdura, que abandones todas las comidas para mascotas y los malos hábitos, te conviertas en un fanático de la alimentación o un obseso de la salud, dejes de ir al médico, plantes todos tus fármacos, dejes de ver la tele o te manifiestes ante las sedes gubernamentales. La Autosalud consiste en despertar de un largo y profundo sueño, en abrir poco a poco los ojos y dar pequeños pasos, en aprender gradualmente una nueva forma de vivir para ti y tus seres queridos.

Si te pidiera que hoy me acompañaras a correr una maratón (42 km), probablemente me dirías que eso es imposible para ti. Pero si durante los próximos seis meses empezáramos a caminar, luego a hacer *footing* y finalmente a correr, la mayoría de la gente podría realmente (con esfuerzo) completar los 42 km de recorrido. Así es como funciona la Autosalud. Una vez que hayas abierto los ojos, querrás ver más, y cuanto más aprendas, más cambiarán tus creencias. Y tus actos se ajustarán a ellas.

Piensa en algo que hayas aprendido en el pasado y que te haya cambiado la vida. El cambio no fue forzado ni obligado, sino que llegó naturalmente, casi sin esfuerzo, porque se basaba en tus creencias, no en las de otro. Cuando cambiaron tus creencias, tus actos también cambiaron.

La Autosalud no consiste en realizar grandes cambios de golpe. Se trata de hacer cosas nuevas basadas en tus nuevas creencias y que cambiarán drásticamente la salud de tus 100 billones de células. Recuerda que ahora mismo estás construyendo un nuevo cuerpo (corazón, pulmones, hígado, riñones, páncreas, estómago y piel). Casi todas tus células serán susti-

---

Es curioso que el encargado de los productos frescos sea más importante para la salud de mis hijos que el pediatra.

MERYL STREEP, ACTRIZ ESTADOUNIDENSE

---

tuidas a lo largo de los próximos siete años. Por tanto, ¿con qué vas a construir este nuevo cuerpo? Deja que te diga lo que vas a necesitar.

CINCO SUPERALIMENTOS SENCILLOS

Hay más de doscientos nutrientes esenciales para una buena Autosalud diaria. Y la gran mayoría se encuentra en solo cinco tipos de alimentos: frutas, enzimas, verduras, probióticos y aceites (FEVPA). Si eres capaz de encontrar la manera de comer, beber o ingerir estas cinco cosas cada día, estarás en el buen camino para empezar a incrementar tu energía, adelgazar y tener vitalidad, salud y una larga vida. Ya he hablado extensamente de los tres primeros (frutas, verduras y enzimas). Ahora pasaremos a familiarizarnos con este dúo dinámico: probióticos y aceites.

LOS GÉRMENES PUEDEN SER TUS AMIGOS

No quiero asustarte, pero ¿sabías que ahora mismo hay más de 100 billones de bacterias vivitas y coleando en tu intestino, que pesan en total más de un kilo? Más de seiscientas especies diferentes habitan cualquier intestino normal y sano, incluido el tuyo. ¿Perturbador? Sin duda podría serlo, especialmente dada la fama que tienen las bacterias de causar enfermedades. Sin embargo, has de saber que se trata de bacterias beneficiosas que no te harán enfermar. De hecho, matan a otras bacterias malignas que sí te harían enfermar. Se las llama probióticos («a favor de la vida»), en contraposición a los antibióticos («contra la vida»), y funcionan como una extensión de tu sistema inmunológico. Piensa en estas bacterias como en un ejército mercenario que vive en tu estómago, que trabaja para el cerebro y el cuerpo combatiendo las enfermedades, venenos y enemigos varios (un poco burdo, aunque sirve para ilustrarlo).

Uno de los efectos negativos de tomar antibióticos (además de los efectos secundarios) es que matan la mayoría de las bacterias, incluyendo las buenas, los probióticos. Para matar las bacterias nocivas que supuestamente nos están causando la enfermedad, nos cargamos al ejército de bacterias buenas que luchan a nuestro favor. Por eso habría que tomar los antibióticos con gran cautela y solo como último recurso. Además, cada vez que les das antibiótico a las bacterias, aprenden a descifrarlo; esto las hace más fuertes y a la larga se vuelven inmunes al antibiótico. Ahora mismo, en Estados Unidos y en todo el mundo, hay miles de millones de personas y animales que toman antibióticos. (La mitad de los antibióticos se destina a los animales.) Estos antibióticos debilitan el sistema inmunológico y matan los ejércitos de probióticos amigos al mismo tiempo que forman un ejército de bacterias superfuertes, superinmunes y supermalas.

UN EJÉRCITO DE CURADORES

Estudios clínicos han demostrado que estos gérmenes «pro vida» pueden curar problemas de estómago (como diarreas), indigestión, úlceras, alergias, problemas de síndrome premenstrual e infecciones de orina, estimular el sistema inmunológico, maximizar la absorción de nutrientes, eliminar los venenos del cuerpo y matar a los gérmenes no amistosos. Una de sus armas más insólitas es su capacidad de liberar peróxido de hidrógeno, que produce un ambiente en el que los gérmenes, virus y células cancerígenas no pueden vivir. ¿Recuerdas cuando solías ponerte peróxido de hidrógeno en un corte (mucho antes del Neosporin) o hacías gárgaras con él para quitarte un dolor de garganta? Estas pequeñas criaturas también ayudan a descomponer y eliminar las grasas nocivas (colesterol) de tu intestino delgado, reduciendo el riesgo de infarto, derrame cerebral y obstrucción de las arterias.

Estos potentes gérmenes amigos son cruciales para nuestra Autosalud, y sin embargo muchos de nosotros hemos matado a muchos de nuestros probióticos, no solo por consumir antibióticos sino también por beber agua del grifo y comer y beber comidas elaboradas con agua del grifo, que contiene cloro. Muchos de nosotros tenemos muy pocos de los valiosos gérmenes que beneficiaban a nuestros abuelos. Pero no te preocupes, en breve te explicaré dónde puedes encontrar ejércitos amigos para tu cuerpo.

CAMBIA DE ACEITE

¿Has hecho algún cambio de aceite últimamente? Todos sabemos lo que ocurre cuando no le cambias el aceite a tu coche. ¿Qué pasaría si echaras el aceite equivocado en el agujero equivocado? Ponerle un aceite equivocado a tu cuerpo tiene consecuencias mucho más graves que tener que cambiar el motor o comprar un coche nuevo directamente. La última vez que lo miré, no vendían cuerpos nuevos.

El aceite es básicamente grasa derretida. Nuestro cuerpo necesita grasa para funcionar. La grasa es tan importante como las proteínas, los hidratos de carbono, las vitaminas, el agua, el aire y la comida. No podemos vivir sin ella. Grasa no es ninguna palabrota.

En su libro *Ultra Prevención*, el doctor Mark Hyman describe un estudio llevado a cabo en 1999 que revela que podríamos estar mal informados acerca de la grasa. Durante 46 meses, la mitad de un grupo de 605 supervivientes a un infarto comieron una dieta baja en grasas, y la otra mitad una dieta rica en grasas buenas (aceite de pescado, aceite de oliva, aceite de lino, huevos). ¿Adivinas a qué grupo le fue mejor? A los que comieron poca grasa, ¿verdad? Pues no. Las personas con la dieta de grasas buenas sufrieron entre un 50% y un 70% menos de infartos ulteriores, mientras que los de la dieta con poca grasa tuvieron que abandonar el estudio antes de terminar porque demasiada gente del grupo estaba muriendo de ataques al corazón.

CONOCE TU GRASA

No todas las grasas son iguales. Hay grasas buenas y grasas malas. Básicamente existen cuatro tipos: grasas animales (saturadas), grasas vegetales y de pescado (no saturadas) y grasas artificiales (trans e hidrogenadas). Los animales tienen la sangre caliente, de modo que su grasa es líquida a la temperatura de la sangre pero sólida a temperatura ambiente (piensa en la mantequilla). La grasa de las plantas y los peces —de sangre fría— se mantiene líquida a temperaturas mucho más bajas (piensa en el aceite de oliva). Las grasas artificiales no existen en la naturaleza; han sido creadas en un laboratorio para lograr que los productos duren más (y que sus productores ganen más dinero). Crisco, por ejemplo, una grasa falsa, no caduca hasta los dos años, según afirma su página web, aunque los paranoicos a quienes les gusta construir refugios anticatástrofe, que en Estados Unidos hay muchos, afirman que durará más de diez años. Esta porquería tampoco se descompone dentro del cuerpo. En realidad, tu cuerpo ni siquiera sabe cómo digerirla. ¿Por qué dura tanto? Porque las bacterias no se la comen. Una buena regla práctica podría ser: «Si las bacterias no se lo comen, tampoco deberías comerlo tú.»
Casi todos los alimentos falsos de los gigantes de la comi-

da rápida —McDonald's, Wendy's, Burger King, Jack in the Box, Carl's Jr., Hardees y Dunkin Donuts— contienen cierto porcentaje de grasas trans, que obstruyen las arterias. Las grasas artificiales son tan malas que Nueva York y otras ciudades prohíben que los restaurantes de comida rápida alimenten con ellas a sus ciudadanos. (Tuvieron que obligarles a acatar la ley.)

Aunque la FDA permite que estos fabricantes de comida etiqueten sus productos como «libres de grasas trans» si solo contienen pequeñas cantidades, estas grasas mortales y causantes de infartos se encuentran en comidas ordinarias que todos conocemos muy bien, como Oreos, las palomitas de maíz de Orville Redenbacher's, Quaker Oats, Fruit Loops, Animal Crackers, Fig Newtons, Saltines, galletitas de la suerte (veo un infarto en tu futuro), e incluso las galletas Girl Scout. Las grasas falsas son aprobadas por la FDA (por supuesto) y son responsables por sí solas de hasta un 25% de todos los infartos de miocardio. Por lo tanto, procura comprobar las etiquetas de la comida procesada que compres. Si lees «grasas» o «parcialmente hidrogenada», es que sigue llevando grasas trans a pesar de la etiqueta. Sí, tal vez entre dentro del límite permitido por la FDA —menos de 0,5 g—, pero si te comes tres raciones de esta comida «libre de grasas trans», podrías ganar hasta 1,5 g de grasas trans y acercarte un pasito más al ataque al corazón. ¿Recuerdas a Jack LaLanne? «Si está hecho por el hombre, no te lo comas.» ¡Si ves grasas trans, pon pies en polvorosa!

CUIDADO CON LA PATRAÑA DE LAS GRASAS

Las etiquetas mienten. ¿Te suena la llamada leche desnatada con un 2% de grasa? Bueno, pues en realidad no tiene un 2% de grasa. El 35% de sus calorías se deriva de la grasa. ¡Peor aún, solo tiene entre veinte y treinta calorías menos que la leche entera! La etiquetan como «98% desnatada» porque lo miden por su peso, que incluye el contenido de agua que no incluye ninguna caloría. Es como mezclar una cucharadilla de mantequilla fundida, que es 100% grasa, en un vaso de agua caliente y luego etiquetar el vaso de agua con grasa fundida como «98% libre de grasa». El agua no tiene calorías, y si me bebiera ese vaso, el 100% de las calorías procederían de la grasa. Las etiquetas engañan a millones de estadounidenses con la leche, el queso, la vaca, el pollo y otros productos. ¡No te creas su patraña de las grasas!

ALFA Y OMEGA-3

Entre las grasas vegetales y animales hay dos tipos: omega-3 y omega-6. No te preocupes demasiado por estos nombres de la era espacial (se refieren al número de átomos de cada una), basta que sepas que ambos aceites son esenciales para tu salud.

Durante millones de años, los humanos han comido una dieta rica en alimentos omega-3, que incluían pescado, animales marinos, nueces, caza alimentada con pasto y algas frescas. A principios del siglo XX, las grandes compañías alimentarias empezaron a introducir aceite de soja barato (que contiene importantes grasas omega-6) en la cadena alimentaria. Al mismo tiempo dejamos de comer carne de caza y pescado fresco para empezar a consumir carne de campo de concentración alimentada con cereales baratos como el maíz (que contiene grasas omega-6). Como resultado, el consumo de aceites omega-6 se ha multiplicado por mil desde principios del siglo XX, lo que ha cambiado literalmente las células de nuestros cerebros y cuerpos.

Nuestros antepasados cazadores-recolectores prosperaron gracias a una proporción de aceites omega-6 y omega-3 de 1:1. Las estimaciones actuales sitúan el promedio para el estadounidense medio actual en 40:1. Este desequilibrio y deficiencia de omega-3 ha sido relacionado con más de cincuenta enfermedades, entre las que se incluyen los temidos cáncer, infarto, derrame cerebral, diabetes y artritis.

En 1970, el doctor Jorn Dyerberg, que descubrió los beneficios de los omega-3, montó en un trineo tirado por perros y viajó a través del hielo y la nieve para conocer y estudiar a los esquimales inuit. Lo que descubrió Dyerberg echó por tierra la creencia común. Con una dieta alta en grasas (aceites omega-3) y sin apenas verduras, fruta ni cereales, los inuit apenas tenían el colesterol alto, enfermedades cardíacas, cáncer, diabetes ni demás enfermedades crónicas. Los inuit podían comer la grasa cruda de focas, ballenas, morsas y pescado y aun así tener uno de los índices más bajos de infarto de miocardio del planeta, un 5%, comparado con más del 40% en Estados Unidos y el resto del mundo.

Dyerberg quedó perplejo por su hallazgo y volvió para informar del asombroso poder de los aceites omega-3. Pero no ha sido hasta hace pocos años cuando la escéptica comunidad médica ha empezado a dar crédito a sus informes y a lo que los inuit han sabido desde hace siglos. Como los inuit, deberíamos aportar este aceite en abundancia a nuestro cuerpo. No te preocupes. No te pediré que comas grasa de ballena. Hoy día existen maneras mucho más sencillas para darle a tus células este aceite milagroso. De hecho, en el próximo capítulo te mostraré cómo con solo unos minutos al día puedes darle a tu cuerpo todos los nutrientes que necesitas para la Autosalud.

10

Come, bebe o traga

> De haber sabido que iba a vivir tanto tiempo me habría cuidado más.
>
> MICKEY MANTLE,
> *famoso jugador de béisbol*

Ahora ya sabes las cinco cosas que tienes que **comer, beber o tragar** para que tus 100 billones de células tengan cada día lo que necesitan para proteger tu Autosalud: frutas, enzimas, verduras, probióticos y aceites (FEVPA). Tal vez estés pensando: «¿Cómo puedo hacer todo esto? ¿Dónde encuentro los ingredientes adecuados? ¿Cómo preparo estos alimentos? ¿Me ocupará mucho tiempo? ¿Será confuso? ¿Me gustará el sabor de estas comidas? ¿Tendré que abandonar mi dieta actual?» Todas son preguntas importantes. Te contaré lo que funcionó en mi caso: ¡el reto de diez días de Autosalud!

FRUTA POR LA MAÑANA

1. Come fruta todas las mañanas durante los próximos diez días.

La fruta está en todas partes: supermercados, tiendas de alimentación saludable, mercados, tal vez incluso en tu propio patio o en el de tu vecino. Es muy sencillo. Empieza comiendo fruta todas las mañanas. Ve al supermercado y compra tus frutas favoritas. Asegúrate de comprar una variedad para obtener un amplio espectro de sustancias químicas vegetales que alimenten tus células. Hay manzanas, melocotones, ciruelas, cerezas, arándanos, moras, frambuesas, fresas, kiwis, naranjas, pomelos, sandías, peras, mangos, plátanos, albaricoques, mandarinas, papayas, uvas y muchas más.

Estas frutas son deliciosas, jugosas y llenas de energía y nutrientes. Empieza con las que te gusten y luego aventúrate a probar otras nuevas. Las frutas orgánicas son mejores para tu salud porque no se han cultivado en suelos agotados ni con fertilizantes, pesticidas y fungicidas. (Ya te he contado qué efectos nos producen todas estas cosas.) Podrás encontrar fruta orgánica en tu tienda de comida saludable, en los mercados de productores y ahora en muchos supermercados.

Si no te llega el dinero para fruta orgánica o no vives cerca de ninguna tienda de comida orgánica, no te preocupes. Empieza con lo que tengas. Siempre es mejor algo que nada. En nuestra página web encontrarás una lista de las mejores frutas no orgánicas que puedes comprar. (Recuerda que algunas frutas no orgánicas absorben más venenos que otras.)

RODÉATE DE FRUTA

Para en tu supermercado la noche antes o de camino al trabajo. Llévate al trabajo tus frutas de Autosalud. Cómelas durante la mañana mientras los demás comen donuts y toman café. Observa cómo te sientes comparado con quienes te rodean. En cuanto empieces a comer estas frutas cada día, verás que te sientes mucho mejor. Pronto tu cuerpo y tus papilas gustativas anhelarán estas frutas fantásticas, desearán estos alimentos vivos en vez de alimentos muertos como beicon, salchichas, tostadas, mermelada, donuts, pastas, café de moca, bollos o huevos de campo de concentración.

Mientras tus amigos corren a la máquina de café después del desayuno porque no tienen energía, tú te sentirás exultante. Tal vez descubras incluso que no tienes demasiada hambre a la hora del almuerzo. Seguro que no sentirás ni fatiga ni debilidad, ni aquellos gruñidos y rampas de estómago que te daban hacia la hora de comer, pidiéndote que te atiborres de comida falsa.

¡Ahora puedes salvarte! Come fruta todas las mañanas durante los próximos diez días. Acepta este reto y te aseguro que notarás la diferencia. En el capítulo 15 te contaré la manera sencilla y deliciosa en que yo como la fruta todas las mañanas (el Batido de Autosalud de quince minutos) y te daré una receta de fácil preparación.

UNA ENZIMA AL DÍA

2. Llévate enzimas a la boca cada día durante diez días.

Las enzimas son la fuerza vital del planeta y de nuestro cuerpo. Ahora sabes que una carencia de enzimas digestivas puede crear muchas enfermedades, como artritis, obesidad, síndrome de colon irritable, ardores de estómago y síndrome de fatiga crónica. Cuando cocinamos, procesamos y refinamos las comidas, se destruyen las enzimas. Estas mueren a 48 °C, por lo que cuanta más comida puedas ingerir cruda o ligeramente cocida, más enzimas obtendrás. Intenta comer verduras crudas con tu salsa o aliño de ensalada favorito. Muchos de los aliños que se venden actualmente no son buenos para la salud, así que trata de elegir el más saludable y moja ligeramente solo para tener un poco de sabor.

Si no te gusta la verdura cruda, prueba a cocerla ligeramente al vapor. Si comes fuera, pide verduras al vapor. «Poco cocida o al vapor» significa que la verdura debería seguir siendo crujiente. Si vas a comer carne, no la pidas muy hecha —cuanto más cocida esté, menos enzimas contendrá y más difícil de asimilar para tu cuerpo—. Siempre puedes pedir filetes y pescado poco hecho.

UNA PÍLDORA QUE SÍ DEBERÍAS TRAGARTE

Incluso aunque comas alimentos crudos y vivos, no obtendrás todas las enzimas que necesitas, por lo tanto es probable que necesites un complemento. Cualquier buena tienda de comida saludable debería tener una buena selección de enzimas digestivas. Harvey Diamond, el autor de *La antidieta*, uno de los veinticinco libros más vendidos de todos los tiempos, ha sacado recientemente su propia línea de enzimas, que son excelentes. Tiene incluso una que ayuda a digerir el alcohol y compensa las toxinas que absorbemos al tomar bebidas alcohólicas. Enzymedica es una de las marcas más importantes y se dedica únicamente a las enzimas. Puedes obtener más información acerca de los productos de Harvey Diamond y Enzymedica en nuestra página web, *www.SelfHealthRevolution.com*.

Por supuesto, deberías hablar con tu médico antes de introducir enzimas u otros suplementos en tu dieta. Y si las tomas, asegúrate de elegir una marca que tenga la mayor variedad de enzimas activas para poder cubrir el máximo de bases posible. (Cuantas más, mejor.) Por ejemplo, Digest Gold de Enzymedica tiene trece tipos de enzimas. Deberías tomarlo antes de cada comida, especialmente si vas a comer comidas muertas y cocidas. Llévatelas al trabajo para el almuerzo y cuando salgas a comer en un restaurante o a cenar en casa de un amigo.

Una bebida cruda fantástica que siempre tengo en mi nevera es Kombucha, de G.T. Es en parte infusión y en parte elixir, y está llena a rebosar de enzimas. Al principio sabía un poco asquerosa, pero he acabado adorándola. Puedes encontrarla en tiendas de comida integral y en numerosas tiendas de salud. Para más información, visita nuestra página web.

Durante los próximos diez días, alimenta a las enzimas de tu cuerpo con alimentos crudos o ligeramente cocidos y suplementos. Creo que notarás la diferencia y te sentirás con mucha más energía y absorción de nutrientes, una mejor digestión (menos eructos y ventosidades), y estancias más agradables en el váter. Tampoco tendrás que correr al botiquín después de las comidas. Las enzimas son los motores de la vida, así que asegúrate de aportárselas diariamente a tu cuerpo para así tomar el control de tu propia Autosalud.

COME VERDURA EN LA COMIDA Y LA CENA

3. Disfruta comiendo verduras en la comida y la cena durante los próximos diez días.

¡Cómete la verdura! Si eres como yo y millones de personas, cuando eras pequeño te obligaban a sentarte a la mesa y comerte aquellos pequeños enemigos de colores (o así los veíamos). Ni postres, ni juegos ni diversión (tal vez incluso una zurra) hasta que te comieras esas estúpidas verduras. Bueno, pues si todavía estás en guerra con las verduras, ha llegado la hora de hacer las paces. Estos dechados que nos llegan con los colores del arcoíris rebosan de vida, vitalidad y salud.

Cada una de estas verduras puede tener hasta diez mil sustancias químicas y nutrientes, incluyendo compuestos anticancerígenos recientemente descubiertos. No te costará encontrarlas en el mercado o el supermercado, y si tienes suerte, incluso podrás cultivarlas en tu propio jardín.

Puedes regalarte una Superensalada de Autosalud cada día. Llénala de tantas verduras de hoja diferentes como puedas (no solo lechugas iceberg, por favor). Empieza con las que conoces y te gustan y ve ampliándolas con aquellas que todavía no has probado.

Recuerda que la variedad es la salsa de la vida, y cuantas más verduras comas, más probable será que encuentres las sustancias que podrían faltarle a tu cuerpo. En el capítulo 15 te daré mi receta para preparar en quince minutos la Superensalada de Autosalud que tomo cada día. Es una de las ensaladas más sabrosas que quepa imaginar (ha tenido críticas fabulosas hasta el momento), y es una de las cosas nutritivamente más potentes que puedes comer. «La salud en un cuenco», como me gusta llamarla.

CÓMETE EL ARCOÍRIS

¡Y come raíces, también! Las raíces son las centrales eléctricas del mundo vegetal. Cuanto más intenso sea el color de la raíz, más nutrientes vegetales antioxidantes contendrá. Las zanahorias naranja fuerte (y también negro, amarillo y blanco) son conocidas por su beta-caroteno (que forma vitamina A); las remolachas rojo rubí (y también amarillo y negro) producen sustancias químicas buenas para la salud del hígado; las patatas moradas están cargadas de pigmentos de color que actúan como antioxidantes.

Además de estas, tenemos nabos, boniatos, batatas, rábanos, patatas (diez o más tipos), colinabos y chirivías, por nombrar solo unas pocas. Así que come raíces y cómete el arcoíris. En el capítulo 15 te enseñaré una manera fácil de incorporar estas raíces con código de colores a tu Superensalada de Autosalud.

LA VARIEDAD ES LA SALSA DE LA VIDA

¡Las posibilidades son infinitas! Hay muchísimos más vegetales frescos, deliciosos y vivos que puedes degustar: espárrago, calabacín, maíz, apio, tomate, aguacate, brócoli, coliflor, col de Bruselas, judía verde, berenjena, pepino, setas, col, alcachofa y hierbas frescas —y esto es solo el principio—. Puedes cortar estas verduras, añadirlas a tu Ensalada de Autosalud, hacerlas al vapor, cocerlas ligeramente, mojarlas en tu aliño para ensaladas favorito o incluso en chocolate negro (al menos un 70% de cacao). ¡Diviértete saludablemente!

Si tienes antojo de carne, convierte tu ensalada en un entrante y añádele un poco de salmón salvaje, de pollo orgánico criado al aire libre o vaca orgánica alimentada con hierba.

De estos tipos de comida puedes comer tanto como quieras y no engordarás. Te desafío a probarlo. Tampoco tendrás esa sensación de estar hinchado por comer demasiado, esa sensación familiar de desear que la silla del comedor se convierta en un sillón abatible. Come estas verduras cada día durante diez días y tu cuerpo experimentará una revolución. Deberías tener más energía que un chaval y puede que empieces a perder peso casi de inmediato; tu cuerpo empezará a anhelar estos alimentos; pedirás estas verduras en el mercado, en los restaurantes, incluso de los platos de los demás (aquí podrías triunfar, ya que hay mucha gente que no quiere sus verduras). Descubrirás que tu cuerpo ya no desea la comida basura que comías antes.

Uno de los motivos por los que comemos demasiado, nos damos atracones y acabamos con sobrepeso y finalmente obesos es porque el cuerpo nos suplica que sigamos comiendo cuando ya tenemos la barriga llena. La comida falsa que ingerimos tiene tan pocos nutrientes que el cerebro no deja de pedir más y más para satisfacer su necesidad de nutrientes. Cuando el cuerpo ya tiene el alimento que necesita, deja de pedir más. Así que acepta el desafío de diez días de Autosalud. Dale a tu cuerpo estos maravillosos colores del arcoíris y revoluciona tu salud.

PROBIÓTICOS (PRO VIDA)

4. Dale probióticos a tu estómago cada día durante diez días.

En tu intestino existen seiscientos tipos de bacterias buenas y malas en todo momento. Las buenas están ahí para combatir a las malas. Como ahora sabes, estas bacterias buenas pueden resultar difíciles de encontrar porque matamos a la mayoría con lavados clorados, pesticidas, fungicidas, conservantes, cocción, pasteurización y procesado. Pero todavía puedes encontrar a estos bichitos tan necesarios en unos pocos alimentos fermentados, como yogur, miso, chucrut, verduras en vinagre, kéfir, kimchi, crema agria, suero de leche y queso. Busca las palabras «cultivos vivos y activos».

TRÁGATE UN EJÉRCITO

Nuevamente, por culpa de la esterilización moderna, la mayoría de la gente no obtenemos las enzimas que necesita nuestro cuerpo. Deberías tomar como mínimo un suplemento probiótico cada día. Busca las marcas que contengan la mayor variedad de bacterias amigas. Recuerda que cuantas más, mejor.

Una mayor variedad implica más ejércitos probióticos en tu cuerpo para enfrentarse con distintos tipos de soldados a los distintos tipos de enemigos. Piensa en las tropas regulares de un ejército contra boinas verdes, comandos, marines y paracaidistas, cada cual con una misión diferente y muy especializado para cargarse al enemigo de diversas maneras. Hay unas pocas marcas fabulosas de probióticos entre las que elegir, pero yo prefiero Primadophilus Optima de Nature's Way, ya que garantizan la calidad de su producto. Cada tableta contiene catorce cepas de probióticos diferentes. Puedes encontrarlas en Whole Foods Market o en tu tienda de salud. También encontrarás más información sobre recursos probióticos en nuestra página web.

Tomar estos fabulosos probióticos durante los próximos diez días creará tropas de bacterias amigas en tu tracto intestinal. La mayoría de la gente encuentra que mejora su digestión y que las evacuaciones se vuelven más agradables. Los probióticos estimulan el sistema inmunológico y limpian de toxinas el aparato digestivo. ¡Pruébalos!

EXTRAE TU PROPIO ACEITE CADA DÍA

5. Cambia de aceite cada día durante diez días

Los que llevamos más años en el mundo (no hace falta decir nombres) tal vez tengamos recuerdos traumáticos de cuando nos obligaban a tomar una cucharadilla de aceite de hígado de bacalao cada día.

Tal vez fuera una tortura, pero una vez más los abuelos tenían razón. Nuevamente, después de haber sido desdeñado por la medicina moderna, el aceite de hígado de bacalao (aceite omega-3) se considera una panacea contra pérdidas de memoria, cáncer, infartos, derrames cerebrales, diabetes y artritis. Los peces grasos de aguas frías como el salmón, la caballa, las anchoas, el arenque y la sardina son grandes fuentes de aceites omega-3.

COLORANTES DE PESCADO (ALIMENTARIOS)

Si comes pescado, tal vez quieras considerar seriamente la posibilidad de comprar únicamente pescado capturado en estado natural. La mayoría del pescado que se comercializa actualmente (atún, salmón, bagre y tilapia) se cría en enormes piscifactorías donde millones de peces nadan en sus propios excrementos. Estos peces son alimentados con una comida especial repleta de antibióticos y hormonas. A los salmones de piscifactoría les dan aditivos químicos (colorantes alimentarios) para que su carne se vuelva naranja y parezca salmón pescado al natural. ¿No me crees? Fíjate en la pescadería de tu supermercado y, si no es un Whole Foods Market, verás un cartel delante del salmón que dice «coloreado artificialmente», porque lo exige la ley (de lo contrario no habría cartel, por supuesto).

Siempre se puede distinguir el salmón falso (con colorante y tal) porque su carne es naranja claro y está lleno de grasa blanca, en comparación con el salmón salvaje, que siempre es naranja oscuro, casi rojo, y tiene muy poca grasa. ¿Puedes creer que incluso han inventado una manera para engordar al pescado?

¿No te gusta el pescado? Perfecto. La linaza, el aceite de linaza, los huevos omega-3 orgánicos y los kiwis son una fuente de estos aceites beneficiosos aparte del pescado. Otras fuentes incluso mejores de aceites omega-3 son las nueces, nueces de Brasil, pacanas, nueces de macadamia, almendras y nueces blancas. En el capítulo 15 te daré una receta fantástica para un sabroso Cóctel de Autosalud que combina nueces y semillas con frutos secos; toda una fuente de omega-3.

El salmón de piscifactoría es más tóxico

El salmón de piscifactoría contiene una cantidad significativamente mayor de dioxinas y otros contaminantes cancerígenos que el salmón salvaje, según un estudio reciente.

COMPUESTOS CON DIOXINAS DEL SALMÓN

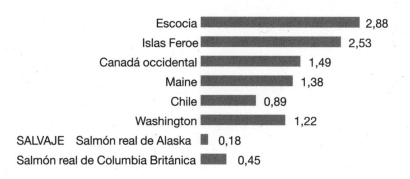

Escocia	2,88
Islas Feroe	2,53
Canadá occidental	1,49
Maine	1,38
Chile	0,89
Washington	1,22
SALVAJE Salmón real de Alaska	0,18
Salmón real de Columbia Británica	0,45

Nota: las cifras son partes por cada mil millones
Fuente: Ciencia

SIN MAL SABOR DE BOCA

Aunque la comida es la mejor fuente de aceites, probablemente no comerás el suficiente pescado o semillas de lino como para darle a tu cuerpo regularmente los cambios de aceite que necesita. En tu tienda de alimentación saludable puedes encontrar semillas de lino o aceite de pescado en forma líquida o de píldora. Puedes poner el líquido en tu Batido de Autosalud y ni siquiera notarás su sabor.

En cuanto a aceite de pescado o de hígado de bacalao, las únicas marcas en que confío y que consumo personalmente son Nordic Naturals y New Chapter Wholemega. Encontrarás más información sobre estas marcas en nuestra página web. Estas marcas obtienen sus pescados de aguas cristalinas, extraen el aceite el mismo día que los pescan (cosa que asegura su frescura) y revisan rutinariamente sus pescados en busca de venenos como el mercurio (un veneno para el sistema nervioso), que actualmente se halla en grandes cantidades en la población de peces por culpa de la contaminación.

Durante los próximos diez días dale a tu cuerpo este saludable aceite omega-3. Empezarás a notar mejorías en tu memoria y te sentirás más calmado, menos estresado y más positivo respecto a la vida. Tu cerebro es aceite (grasa) en un 60%, y los omega-3 son uno de los alimentos más potentes que puedes ofrecerle. Sea en píldora o en un batido, cambia tu aceite y cambiarás tu vida. Pruébalo durante diez días y a ver si funciona. Te desafío a comprobar la diferencia.

COMPLEMENTA TU ALIMENTACIÓN

Por muchos alimentos vivos que consumas, podrías descubrir que te faltan algunos micronutrientes insustituibles que no se encuentran en las variedades de alimentos que estés comiendo. Por este motivo, yo complemento mi alimentación con al menos unos cuantos suplementos, como un multivitamínico natural y polvos de verduras de hoja. Mi multivitamínico favorito es MegaFood porque utilizan un procedimiento a fuego lento y tienen las mejores fuentes, seguido por New Chapter y Garden of Life. El suplemento de verduras que consumo cada día es Green Vibrance, que contiene cientos de nutrientes vegetales que probablemente nunca verás en tu dieta. Encontrarás más información sobre suplementos para la alimentación en nuestra página web.

EL DILEMA D3

Según un reciente estudio del doctor Michael Holick de la Facultad de Medicina de la Universidad de Boston, hay una vitamina que necesitamos en una proporción veinticinco veces mayor que la que recomienda actualmente el gobierno y que el 70% de la gente probablemente no consume suficientemente.

Esta misma vitamina ha desaparecido de nuestras provisiones de alimentos, y su ausencia se ha relacionado recientemente con los ataques al corazón, la presión arterial elevada, la diabetes, el cáncer, los dolores musculares, la pérdida ósea y otras enfermedades. ¿Cuál es este nutriente tan importante que nos falta? La vitamina D3.

Esta vitamina pone las células de tu cuerpo en un estado anticancerígeno al reducir el crecimiento celular y regular los genes, lo que explica por qué la deficiencia de vitamina D3 se ha relacionado con los cánceres de mama, ovarios, colon y próstata. Nuestro cuerpo fabrica la D3 cuando abandonamos nuestras casas y cubículos y salimos a la luz del sol. De hecho, el 80% de la vitamina D3 que necesitamos procede del sol. Cuando la piel se nos enrojece ligeramente de tomar el sol, es porque nuestro cuerpo está obteniendo al menos 10.000 unidades de vitamina D3. El problema es que ya no tomamos el sol tanto como solíamos, y cuando lo tomamos, los protectores solares, al mismo tiempo que nos protegen del cáncer de piel, también evitan que obtengamos la D3 que tanto necesita nuestro cuerpo.

Así pues, ¿de dónde sacamos más D3? Puedes empezar por comer más salmón, arenque y sardinas (no de piscifactoría), huevos orgánicos de gallinas criadas al aire libre y aceites de hígado de pescado como el de hígado de bacalao (que es insípido en tu Batido de Autosalud). Pero aun así puede que no comas lo suficiente para alcanzar las 2.000 Unidades Internacionales (UI) de D3 recomendadas por el brillante pionero de la vitamina D, el doctor Holick, profesor de la Facultad de Medicina de la Universidad de Boston. Personalmente, yo tomo al menos 4.000 UI de D3 de la marca Carlson cada día.

TE COMES LO QUE TE PONES EN LA PIEL

La piel es el mayor órgano del cuerpo. Más del 60% de todo lo que te pones en la piel es absorbido directamente por tu cuerpo, como los parches de nicotina que se pone la gente para dejar de fumar. Basta ponerse el parche y la piel empieza a absorber pequeñas cantidades de nicotina, que entra en la sangre y finalmente se convierte en parte de los tejidos corporales. Del mismo modo, lentamente también te comes cualquier cosa que te pongas en la piel. Si va a la piel, acaba en el cuerpo.

Muchos productos que nos ponemos en la piel —como cremas hidratantes, desodorantes, lociones para después del afeitado, cosméticos, repelentes de insectos, protecciones solares, colonias y perfumes— son tan venenosos que si nos los pusiéramos en la boca enfermaríamos casi en el acto y posiblemente incluso moriríamos. Es por ello que nuestros amigos de la FDA han decidido que muchas sustancias químicas son únicamente para uso externo. Son tóxicos y no los puedes ingerir porque podrían matarte. Sin embargo, irónicamente, permiten que nos pongamos estas mismas sustancias en la piel. Hummm... ¿realmente la FDA es tan estúpida? (Suena como un momento George McFly de la película *Regreso al futuro*.) Estas sustancias tóxicas se remontan en el tiempo hasta 1938, cuando se promulgaron las primerísimas leyes sobre productos de consumo. Las empresas más importantes siguen utilizando las mismas fórmulas que hace setenta años porque se venden mejor y son mucho más baratas de producir. Los fabricantes de cosméticos ejercen una gran influencia sobre la FDA a través de *lobbies* y políticos para mantener sus fórmulas originales y sus elevados beneficios.

CUIDARSE LA PIEL CON ANTICONGELANTE

¿Te beberías un vaso de anticongelante? ¿O te lo restregarías por todo el cuerpo? ¿Y qué me dices de ponerte un poco de desengrasante de motor en el pelo? Si utilizas cosméticos y champús sin receta, probablemente lo estés haciendo. Dos de los tres ingredientes de los anticongelantes están basados en el glicol, y el glicol y sus derivados están presentes actualmente en la mayoría de los productos para el cuidado de la piel. Compruébalo por ti mismo. Coge una botella de tu champú, loción, jabón o desmaquillador habitual. Busca toda la familia de los glicoles: glicol de propileno, glicol de butileno, glicol de polietileno y glicol de etileno. Todos ellos son derivados del petróleo y actúan como disolventes (piensa en el desengrasante de motor), y pueden penetrar fácilmente en la piel. De hecho, los glicoles penetran en la piel tan rápidamente que la Agencia de Protección Ambiental de Estados Unidos advierte a los trabajadores de las fábricas que eviten el contacto con la piel para evitar anomalías de cerebro, hígado y riñón.

Hay otros venenos que puedes encontrar acechando en tus cosméticos. La siguiente lista es del revelador libro de Len y Vicki Saputo *A Return to Healing* (Un retorno a la curación).

Aceite mineral, parafina y petrolato: Estos derivados del petróleo cubren la piel como el plástico, taponando los poros y creando una concentración de toxinas, que a su vez se acumulan y pueden causar problemas dermatológicos. Ralentizan el desarrollo celular, lo que puede causar señales de envejecimiento prematuras. Se sospecha que causan cáncer y también alteran la actividad hormonal normal. ¿Por qué crees que cuando hay un vertido de petróleo en el mar corren a limpiarlo?

Parabenos: Aproximadamente 13.200 productos de cosmética y de cuidado de la piel (incluidos hidratantes) contienen parabenos. Tienen propiedades alteradoras de las hormonas, imitando a los estrógenos, interfieren en el sistema endocrino del cuerpo y están implicados en casos de cáncer.

Fenol (ácido carbólico): Presente en muchas lociones y cremas para la piel, puede causar colapso circulatorio, parálisis, convulsiones, coma, e incluso la muerte por paro respiratorio.

Acrilamida: Presente en muchas cremas para las manos y la cara, en estudios de laboratorio lo han relacionado con tumores mamarios.

Lauril sulfato de sodio (SLS) y lauril éter sulfato de sodio (SLES): Presente en productos de limpieza de coches, desengrasantes de motor, limpiadores de suelos de garajes y en más del 90% de los productos de aseo personal, el SLS rompe la barrera de humedad de la piel, la penetra fácilmente y permite que otras sustancias químicas la imiten. Combinado con otros compuestos químicos, el SLS se convierte en nitrosamina, un potente cancerígeno. También puede provocar la caída del cabello. El SLES a veces se camufla bajo la etiqueta de «derivado del coco».

Tolueno: ¡Veneno! ¡Peligro! ¡Nocivo o mortal en caso de ingestión! ¡Nocivo si se inhala o se absorbe por la piel! Hecho de petróleo o brea de carbón, el tolueno está presente en la mayoría de las fragancias sintéticas. La exposición crónica a este compuesto se relaciona con la anemia, una disminución de los glóbulos en sangre y con daños en el hígado y los riñones, y puede afectar al desarrollo del feto. El butilhidroxitolueno (E-321) contiene tolueno. Otros nombres son ácido benzoico y bencilo.

Dioxano: Esta sustancia química se encuentra en compuestos conocidos como PEG —polisorbatos, lauril y alcoholes etoxilados—. El efecto cancerígeno del dioxano fue citado por primera vez en 1965 y más tarde confirmado en estudios, incluido uno del Instituto Nacional del Cáncer de Estados Unidos en 1978. Las fosas nasales y el hígado son los más vulnerables. Un estudio de la FDA en 1992 descubrió esta sustancia química altamente tóxica en 27 de 30 productos de gel de baño y champús para bebés. Es un derivado sintético del coco, así que alerta con las palabras camufladas en la etiqueta, como «derivado del coco».

Para más información sobre toxinas en los cosméticos, visita nuestra página web, donde también encontrarás una lista completa que podrás imprimir. Un buen libro para leer es *The Safe Shoppers Bible* (La Biblia de los compradores seguros), publicado en 1995 por los doctores Samuel Epstein y David Steinman.

ALIMENTA TU PIEL POR FUERA Y POR DENTRO

¿Qué tipo de nutrientes te gustaría tener en el cuerpo? Ponte esos mismos ingredientes en la piel y también te los pondrás en el cuerpo. Una de las cosas que más me gusta ponerme en la piel y en el cuerpo es aloe vera, una planta reconocida desde hace siglos por sus notables propiedades curativas. Una sola hoja de aloe contiene al menos 75 nutrientes, 200 compuestos activos, 12 minerales únicos, 20 de los 22 aminoácidos necesarios y 12 vitaminas.

A continuación, apunto otras plantas poderosas para ponerte en la piel y el cuerpo. La lista es del ilustrativo libro de Susan West Kurz *Awakening Beauty: The Dr. Hauschka Way* (Despertar la belleza: el método del doctor Hauschka).

La **lavanda** es una de las hierbas más eficaces y ampliamente utilizadas para el cuidado y curación de la piel. Tiene propiedades antiinflamatorias, antiespasmódicas y antisépticas.

La **manzanilla** relaja los músculos, los tejidos conectivos y la propia piel. También es un gran estimulante inmune y se utiliza a menudo para mejorar el funcionamiento del hígado y el aparato digestivo.

El **romero** es originario del Mediterráneo y es un amante

del sol, que la planta captura con sus hojas diminutas y retiene en sus aceites esenciales. El romero se utiliza tradicionalmente para tratar dolores abdominales, cólicos, gota, reumatismo, enfermedades crónicas y baja presión arterial.

El **limón** se utiliza en la medicina china para depurar y sanar el hígado, facilitar la digestión y una mayor eliminación intestinal. La industria de los cosméticos lo utiliza porque contiene alfa hidroxiácidos, que reducen y evitan las arrugas.

El **hamamelis** o **avellana de bruja** es antiinflamatorio y tiene potentes propiedades antioxidantes. Se utiliza tradicionalmente para tratar la diarrea y la inflamación de las encías y la boca, para acelerar la curación de heridas, hemorroides y varices, y como pomada tópica para todo tipo de trastornos de la piel.

El **hipérico, corazoncillo** o **hierba de San Juan** está más que reconocido como hierba que puede aliviar la depresión leve o moderada. Sus aceites esenciales son ricos en antioxidantes. Tomado o aplicado directamente, puede curar y cerrar grandes poros o cortes en la piel. Alivia el dolor, facilita la curación de la piel y otros tejidos y calma el sistema nervioso. Herbolarios y homeópatas utilizan el hipérico para tratar todo tipo de alteraciones cutáneas, como cortes, grietas, irritaciones, acné o quemaduras leves.

La **vulneraria** facilita la salud urinaria y del riñón. Los herbolarios tradicionales de Europa la utilizaban para curar heridas y tratar todo tipo de alteraciones de la piel, como acné, rosácea, dermatitis y erupciones cutáneas.

El **bryophyllum** es un excelente hidratante, que rejuvenece la piel al estimular que retenga su propia humedad. También contiene muchas sustancias curativas, como calcio y flavonoides. Es altamente antiinflamatorio, estimula el sistema inmune y facilita la curación de heridas. Al ser hidratante, también cura y restaura la flexibilidad, durabilidad y firmeza de la piel.

La **caléndula** o **maravilla** fue descubierta por antiguos curanderos que observaron que florecía cada día sobre las nueve de la mañana y empezaba a cerrar sus pétalos a las tres de la tarde, con la salida y la puesta del sol. De este modo, la caléndula podía absorber y retener la poderosa energía curativa del astro rey. Contiene numerosas y potentes sustancias curativas, como aceites esenciales, saponinas, carotenoides y flavonoides (nutrientes vegetales). Se ha utilizado en toda Europa para curar heridas, reducir la inflamación y tratar moretones, quemaduras, cortes y úlceras de la piel.

Estas son solo unas pocas de las plantas ricas en nutrientes que pueden beneficiar a tu piel. Encontrarás más en la sección de cuidado corporal de tu tienda de alimentación saludable. Asegúrate de buscar productos orgánicos y biodinámicos. Yo utilizo estos productos en forma de pasta dentífrica, enjuague bucal, champú, *aftershave*, desodorante, protector labial y loción. Algunas de mis marcas favoritas son los productos de Dr. Hauschka, John Masters y Aveda Organic. No olvides leer siempre la etiqueta para elegir los productos buenos y descartar los malos. Recuerda que también eres lo que absorbe tu piel.

EL VINO, TINTO

La piel y las semillas de la uva contienen resveratrol, considerada por muchos como la sustancia antiedad por antonomasia. Este poderoso nutriente vegetal puede curar la piel, invertir el envejecimiento, evitar enfermedades del corazón y combatir el cáncer. El resveratrol se encuentra en grandes cantidades entre las diversas variedades de uva, especialmente en la piel y las semillas; la uva muscadina tiene una concentración cien veces mayor de esta potente sustancia.

Hoy en día no se puede hablar del resveratrol sin hacer referencia al vino tinto. Parece que hay pruebas concluyentes de que uno o dos vasos de vino tinto al día pueden ser beneficiosos para la salud. El caso es que, si vas a beber, deberías optar por el vino tinto.

Una pregunta que me plantean a menudo es: «¿Qué uvas contienen más resveratrol?» El resveratrol es el «antibiótico» que producen las uvas cuando son atacadas por plagas, enfermedades u hongos. Por lo tanto, las uvas de vino con más resveratrol son las cultivadas en los climas más al norte (clima frío y húmedo) y orgánicamente (que tienen que luchar para sobrevivir). En un estudio de cientos de vinos de todo el mundo, el investigador de Cornell Leroy Creasy descubrió los niveles más altos de resveratrol en las uvas pinot noir, probablemente por su sensibilidad a los hongos y bacterias (solo sobreviven las fuertes).

Sin embargo, Roger Corder, en su libro *The Red Wine Diet* (La dieta del vino tinto), dedujo que eran las antocianinas (potentes antioxidantes) y no el resveratrol lo que beneficiaba la salud. Destaca que los habitantes del sur de Francia viven más y beben solo vinos locales de Madiran, elaborados con uvas tannat, que tienen la mayor concentración de antocianinas de todas las uvas. Sea cual sea el motivo, si vas a beber, el vino tinto orgánico es tu mejor apuesta para la Autosalud. Por supuesto, si puedes encontrarlo, el vino de muscadina silvestre sería la primera opción.

¿COMER FUERA TE COME POR DENTRO?

Comer fuera podría estar comiéndose tu estómago, tu hígado, tu corazón y tus pulmones. Mucha gente tiene unos horarios tan apretados que se encuentra comiendo fuera varias veces por semana; algunos casi todas las comidas. La comida de los restaurantes es una de las comidas más procesadas que puedes llevarte a la boca. La comida falsa comercial llega en furgonetas de las grandes compañías alimentarias (el 90% de los restaurantes recibe prácticamente la misma comida) y se prepara con amor, un abrelatas y un microondas. Si cuentas con los restaurantes para mejorar tu Autosalud, estás cometiendo un grave error. Pero todo el mundo come fuera (incluso yo, cuatro o cinco veces por semana), así que, ¿qué se puede hacer?

En primer lugar, plantearte obtener tu Autosalud en algún lugar que no sea la cocina del restaurante. Si tomas tu Batido de Autosalud y tu Ensalada de Autosalud una o dos veces al día, le estarás dando a tu cuerpo gran parte de lo que necesita. Aunque vayas a salir a comer o cenar fuera, dale antes a tu cuerpo lo que necesita. Si lo haces, luego no tendrás que comer tanta comida comercial en el restaurante. En segundo lugar, busca restaurantes que preparen comidas orgánicas, tradicionales y caseras, no procesadas. Últimamente están apareciendo cada vez más de estos restaurantes. En tercer lugar, busca alimentos vivos en el menú: verduras crudas o al vapor, fruta fresca, pescado orgánico capturado en su hábitat y ternera o pollo ecológicos. Pide el pescado y la carne roja poco hechos, así tendrán más enzimas y nutrientes.

En resumen: ¡no confíes en comer fuera para tu Autosalud! Toma alimentos vivos antes o después de ir al restaurante. Solo hace falta un poco de esfuerzo y planificación, pero es preferible a la diabetes, la cirugía a corazón abierto, la radioterapia o la quimioterapia. Es tu vida, y si tú no la proteges, nadie lo hará por ti.

¿DEMASIADO POBRE PARA LA COMIDA ECOLÓGICA?

Tal vez ahora estés pensando: «Suena muy bien esto de consumir estos alimentos y nutrientes maravillosos, pero ¿cómo rayos voy a pagarlos? Tal como están las cosas, apenas si puedo ir tirando. ¿Y ahora me pides que gaste más?»

Créeme, comprendo que puedas tener esta sensación. De

hecho, yo pensé lo mismo cuando empecé. Mis orígenes son bastante humildes; mi familia trabajaba duro por cada dólar. Recuerdo que a veces mis padres tenían que ingeniárselas para conseguir poner comida suficiente en la mesa. Dicho esto, la comida saludable podría no costarte tanto como crees (solo un 20% o 30% más). Ahora verás por qué.

MENOS COMIDA ES MÁS COMIDA

Uno de los motivos por los que nos damos atracones es porque nuestro cuerpo tiene hambre de más nutrientes. Las comidas baratas, falsas y procesadas carecen de estos nutrientes necesarios. Para compensar este vacío, nuestro cuerpo tiene que consumir mucha comida falsa. Piensa en las raciones monstruosas que sirven en los restaurantes, por no mencionar los bufés libres. Los tamaños de las raciones son exponencialmente mayores que hace solo veinte años (raciones más voluminosas = beneficios más voluminosos = gente más voluminosa). Incluso los platos que utilizamos en casa se han vuelto más voluminosos, desde los platos de 23 cm de la abuela en 1950 hasta los actuales platos de 30 cm. Y siguen creciendo.

Si adoptas el estilo de vida de la Autosalud, consumirás alimentos potentes y densos en nutrientes, por lo que tu cuerpo no se verá obligado a comer tanto para quedar satisfecho. Tal vez no te parezca posible de entrada, pero ya verás como funciona. (Del mismo modo que con un combustible de mayor calidad tu coche llega más lejos.) Y menos comida equivale a menos dinero gastado en el mercado. De modo que tu comida costará un poco más, pero te llevará mucho más lejos. Y te sentirás estupendamente (se acabó el sentirse hinchado después de comer). Además, servir las comidas en platos más pequeños, de 25 cm, puede ahorrarte el 20% de tu consumo de calorías y unos 4,5 kilos de barriga al año.

TU HOGAR ESTÁ ALLÍ DONDE ESTÉ TU CORAZÓN

Hoy en día, solo la mitad de lo que comemos es comida preparada por nosotros mismos; la otra mitad es básicamente comida descongelada, pasada por el microondas y recalentada que consumimos en los restaurantes de comida rápida y en los tradicionales (la mayoría de las mismas furgonetas abastecen a la mayoría de los restaurantes). Si quieres preservar realmente la Autosalud de los tuyos, empieza a preparar y comer más en casa (sobre un 75%). Los niños consumen un 55% más de calorías cuando comen fuera. Tal vez pienses que es una buena idea en teoría, pero imposible de llevar a la práctica con tus horarios tan apretados. Es comprensible, pero siempre hay tiempo para lo que es realmente importante para uno. Aquí van algunos consejos para ganar tiempo que en mi caso funcionan.

Cuando tengo prisa, paso de largo de los garitos de comida rápida y me dirijo directamente a mi supermercado, donde puedo encontrar un sabroso pollo asado libre de hormonas y antibióticos por unos siete dólares (nueve si es orgánico). Le añado mis verduras favoritas y tal vez un poco de arroz integral y ya tengo una comida deliciosa y saludable. Algunas tiendas de comestibles serias también suelen ofrecer ternera, pescado, pavo y cerdo orgánico y libre de fármacos. Muchos tenderos que venden comida sana ofrecen menús familiares para cuatro personas por entre quince y veinte dólares. ¡Comer en casa puede ser mucho más sencillo y económico de lo que crees! Además, puedes pasar un tiempo precioso en familia mientras comes. Para más ideas sobre comidas rápidas, saludables y sencillas de preparar, consulta nuestra página web.

QUE LO ORGÁNICO NO TE DETENGA

Si no puedes permitirte los alimentos orgánicos más caros, ¡no los compres! Compra lo que puedas permitirte. Siempre podrás comprar comidas no procesadas, frutas y verduras convencionales, panes y arroces integrales y carne sin hormonas ni esteroides. Siempre te irá mejor si le das estos alimentos a tu cuerpo, aunque no sean orgánicos. Algunos alimentos tienen más toxinas que otros. Encontrarás una lista comparativa en la página 92 y una lista más completa en nuestra página web, que podrás imprimir.

Lo importante es que empieces a alimentarte y a alimentar a los tuyos con las comidas más saludables que puedas permitirte. Así que, por favor, no dejes que el precio de la comida orgánica sea una excusa para no unirte a la Revolución de la Autosalud. Sal a la calle y busca las comidas más ricas en nutrientes que puedas pagar.

PAGA AHORA Y VIVE MÁS TARDE

En 1970 gastábamos un 20% de nuestros ingresos en comida. Con la llegada de las comidas falsas producidas masivamente, ahora solo gastamos un 10%, y la cosa va bajando. (Tal vez McDonald's acabará con un menú de 50 céntimos.) Ahora empezamos a aprender por las malas que, en cuestiones de alimentación, tienes lo que pagas. Tal vez ha llegado la hora de poner nuestro dinero donde nos conviene y decidir comer para vivir.

Decide ahora mismo que tu Autosalud y la de tu familia vale aumentar en un 20% o 30% el presupuesto en comida. Si a ti o a uno de los tuyos le diagnostican una dolencia cardíaca,

---

Págale ahora al campesino o págale más tarde al médico.

ANTIGUO PROVERBIO AGRÍCOLA

---

cáncer u otra enfermedad crónica, te va a costar mucho más dinero, tiempo y estilo de vida. Ingerir menos calorías eligiendo alimentos potentes y nutritivos puede llevarte a reducir el presupuesto en comida. Si reduces tus gastos evitando las cuatro cosas que se compran típicamente en el supermercado (azúcar, cafeína, nicotina y alcohol), sin duda reducirás tu presupuesto. Si adquieres la comida a campesinos locales y mercados de productores, podrás ahorrar mucho en comida fresca y darle a tu cuerpo alimentos más saludables.

A veces, hacer la transición a la Autosalud no tiene que ver con tiempo y dinero. Tu familia, pareja, amigos e hijos tal vez se resistan inicialmente al cambio. Es algo muy normal y predecible. Todos los cambios son mentales. Hazles leer mi libro o, si no lo quieren leer, léeles partes del mismo. Añade gradualmente el Batido y la Ensalada de Autosalud y otros alimentos maravillosos a su dieta. Sus cuerpos empezarán a anhelar estos nutrientes poderosos y, con el tiempo, querrán más. Como todo lo realmente valioso en la vida, requerirá tiempo y esfuerzo, pero te aseguro que el resultado vale la pena. Imagina a las personas que amas viviendo una vida sana, larga y plena de energía, libre de enfermedades crónicas, achaques y dolores. ¿Qué valor le das a eso?

Resumen de Autosalud: el reto de los diez días

5 cosas que tu cuerpo debe tener cada día (capítulo 10)
FEVPA: **F**ruta (come variado); **E**nzimas (amplio espectro); **V**erduras (come variado); **P**robióticos (amplio espectro); **A**ceites (de origen puro).

2 cosas que debes comer cada día para consumir FEVPA (capítulo 10)
Batido de Autosalud de 15 minutos (receta en el capítulo 15), Ensalada de Autosalud de 15 minutos (receta en el capítulo 15).

11

Agua y aire vivos

> Aire fresco, agua fresca y comida fresca empobrecen al médico.
>
> *Proverbio danés*

Durante los próximos diez días tendrás el asombroso regalo de los alimentos vivos, que sin duda revolucionará tu vida. Igual de importante es que, durante los próximos diez días, te regales agua viva. El agua es la base de la vida.

Aunque más del 70% de la superficie de la Tierra es agua, el 98% es agua salada. Solo el 2% del agua del planeta es dulce, potable, y la mayoría está atrapada en forma de hielo y glaciares. El 70% de nuestro cuerpo está formado por agua. Y, como la Tierra, también por agua salada y dulce (es como si tuviéramos dentro dos océanos). En el interior de las células hay agua dulce, y en el exterior, salada.

El agua es un ingrediente básico en la composición química del cuerpo. Los huesos que lo sostienen son agua en un 25%; los músculos que lo mueven, en un 75%; los pulmones que absorben el oxígeno, en un 90%; la sangre que transporta los nutrientes por todo el cuerpo, en un 82%, y el cerebro, que controla los 100 billones de células, en un 76%. Puedes vivir cuarenta días sin comida, pero solo siete sin agua. Por eso el agua viva, y no solo los alimentos vivos, es tan importante para tu Autosalud. Ahora bien, no toda el agua es igual.

TOMARSE LOS FÁRMACOS DE LOS DEMÁS

¿Estás tomando fármacos de otras personas? Si bebes agua del grifo, hay muchas probabilidades de que estés tomando los medicamentos de otra gente. Según una investigación de cinco meses del 2008 de Associated Press, nuestra agua potable contiene una amplísima gama de fármacos que incluyen antibióticos, antiepilépticos, ansiolíticos, antidepresivos, medicamentos para enfermedades mentales, esteroides para el asma, hormonas sexuales, tranquilizantes, medicinas para el corazón y, más perturbador si cabe, tratamientos de quimioterapia y radioterapia.

Los investigadores de Associated Press analizaron el agua de veinticuatro grandes áreas metropolitanas y descubrieron más de 287 fármacos diferentes. Aunque estos se encontraban en el sistema de distribución de agua de todas las ciudades, algunas tenían más que otras.

No es solo que el agua del grifo esté contaminada. Se han descubierto trazas de más de cien fármacos en lagos, ríos, embalses y arroyos. Y el problema no se limita a las aguas superficiales. Estos fármacos se han filtrado en los acuíferos y fuentes del subsuelo, de donde obtenemos el 40% del agua potable de nuestro país.

PAÍS DE FÁRMACOS EN LA ORINA

¿De dónde salen todos estos fármacos? Sencilla y llanamente, de nuestra orina. Cuando la gente toma medicamentos, su cuerpo absorbe solo una parte de los compuestos químicos; el resto se va literalmente por el retrete. De allí pasa al alcantarillado y luego a las plantas de tratamiento de aguas, que no están equipadas para filtrar los contaminantes farmacológicos antes de devolver esa misma agua a nuestros hogares y grifos. Pero los residuos humanos no son el único origen de estos fármacos; como ya sabes, más de la mitad de los productos farmacéuticos se dan a los animales de los campos de concentración y a un número creciente de mascotas, a las que ahora recetan los mismos medicamentos que a sus dueños humanos. Esta avalancha de orina y heces cargadas de fármacos llega cada día a nuestro sistema de aguas.

AGUA QUE NO HAS DE BEBER

¿Qué efecto tienen estos fármacos en nuestro organismo? Pregúntaselo a Thomas White, asesor y portavoz de las compañías farmacéuticas. Según él: «Los compuestos farmacéuticos que hay en el medio ambiente presentan poco o ningún riesgo para la salud humana.» Las compañías farmacéuticas sostienen que las concentraciones de estos fármacos son ínfimas e incapaces de causar ningún daño a animales, personas o al medio ambiente.

Los funcionarios de los servicios municipales de aguas también insisten en que el agua de sus ciudades cumple todas las regulaciones federales y estatales, y según la FDA y la Agencia de Protección Ambiental de Estados Unidos, el agua es segura para el consumo. (¿Por qué será que eso no me tranquiliza?)

Sin embargo, mientras las administraciones defienden sus venenos, hay un creciente temor entre muchos científicos de que esta agua envenenada pueda causar daño ya que, al contrario que la mayoría de los alimentos, el agua es consumida todos los días en elevadas cantidades por las personas. Para nuestro cuerpo no sería demasiado problemático expulsar una única dosis de estos fármacos, pero estar expuesto a dosis más pequeñas diariamente durante cincuenta años puede convertirse en un problema serio. También sabemos que ingerir muchos fármacos diferentes a la vez puede aumentar sus peligrosos efectos secundarios. Se ha descubierto que la presencia de cloro, que se añade al agua corriente en las plantas de tratamiento, puede volver aún más tóxicos muchos fármacos. Para ver la lista completa de las ciudades analizadas y los fármacos hallados en su agua potable, consulta nuestra página web.

CONOCE TU H_2O

No te bebas el veneno. La mejor agua que puedes beber es la destilada al vapor o la tratada con ósmosis inversa, procesos que eliminan la mayoría de los fármacos, gérmenes y venenos, si no todos, presentes hoy en nuestra agua. Crear agua saludable significa eliminar las cosas malas pero conservar las buenas, como los minerales. El agua desprovista de minerales no podría mantener ni siquiera a los peces dorados de tu acuario, mucho menos al cuerpo humano. Algunas de las mejores compañías de agua embotellada están restaurando los minerales importantes de su agua filtrada.

También hay algunas aguas fantásticas de manantial natural, pero asegúrate de que la embotelladora esté lo más lejos posible. Cuanto más lejos se encuentre el manantial de la civilización, más probable será que el agua sea realmente pura. El 40% del agua embotellada en nuestras tiendas actualmente es agua de grifo. Así que no te dejes engañar: comprueba en la etiqueta el origen del agua.

Un viaje de ácido (con agua)

Otra cosa importante a tener en cuenta al elegir el agua para tu Autosalud es la acidez. Gran parte del agua de hoy en día se ha vuelto ácida, lo que provoca que nuestro cuerpo también se vuelva ácido. Al nacer tenemos la mayor concentración mineral alcalina y el mayor pH corporal (poca acidez) que tendremos jamás. Desde el nacimiento en adelante, la creciente acidez del agua y los alimentos (debida a la contaminación y las toxinas) nos vuelve más y más ácidos. Todo esto ocurre sin que nos demos cuenta. Considera lo siguiente: si dejas caer una rana en una olla de agua hirviendo, inmediatamente saltará afuera. Sin embargo, si pones a una rana en una olla de agua tibia y aumentas gradualmente la temperatura, se quedará ahí hasta morir hervida.

Muchos sufrimos los efectos de la acidez corporal a largo plazo y de bajo grado. Como la rana, simplemente no nos damos cuenta de que el agua está cada vez más caliente (cada vez más ácida). Nuestra falta de energía, dolores, achaques, indigestión y cambios de humor parecen pillarnos desprevenidos. Las células grasas empiezan a almacenar el ácido que el cuerpo no puede eliminar, y ahora sabemos que si el cuerpo se vuelve demasiado ácido, las células no logran desintoxicarse adecuadamente. Muchas enfermedades degenerativas podrían ser el resultado de la acumulación de residuos ácidos en el cuerpo. Esto puede comportar aumentos de peso, problemas de presión arterial, pérdida ósea, degeneración del riñón, envejecimiento prematuro e incluso cáncer.

El agua ácida contiene muy poco oxígeno. En cambio, la alcalina puede contener mucho oxígeno. En el próximo capítulo veremos cuánto detesta el cáncer al oxígeno. De hecho, la sangre de los enfermos de cáncer suele tener una mayor acidez, un pH inferior y menos oxígeno.

MEJOR FILTRADA O EMBOTELLADA

Si no puedes permitirte comprar agua embotellada, puedes elegir un sistema de filtrado del agua doméstica. Los precios varían, y aunque estos sistemas conectados al grifo pueden costarte un pico, el gasto vale la pena. Yo tengo un sistema de filtrado en casa y también bebo agua embotellada saludable. Mi preferida es Essentia porque tiene un nivel muy alto de pH (lo que significa que no es ácida) y potentes cualidades antioxidantes y rebosa de electrolitos, lo que permite al organismo absorber más agua y más rápidamente. Para más información, puedes consultar nuestra página web.

También deberías comer alimentos ricos en agua, como lechugas, sandías, naranjas, manzanas, pomelos, melones, zanahorias, brócolis, cerezas, arándanos y fresas. Estos alimentos son agua en un 70% e incluyen muchos compuestos minerales y vegetales. Si quieres una lista de las mejores aguas filtradas y una tabla comparativa de aguas embotelladas, no dudes en visitar nuestra página web.

¿TIENES UN PROBLEMA CON LA BEBIDA?

¿Bebes demasiado (o demasiado poco)? La mayoría de la gente considera que ya bebe el agua suficiente, pero no es así. Yo solía pensar que hasta sentir la boca seca no hacía falta que bebiera nada. ¿Te suena familiar? La sequedad de la boca no es la única manera que tiene el cuerpo de decirte que está sediento. De hecho, cuanto mayor te haces, menos probable es que sepas cuándo estás deshidratado. Y cuando tu cuerpo finalmente te dice que necesitas agua, puede que te lo diga con un dolor en vez de con la boca seca.

Cuando hay escasez de agua en el cuerpo, algunas partes se ven obligadas a pasar sed porque el cerebro destina primero el agua a las partes más importantes. Bajo una tormenta de nieve, las primeras partes del cuerpo que pierden calor son los dedos y las extremidades, porque el cerebro puede sobrevivir sin ellas. Del mismo modo, estas zonas menos prioritarias para el cuerpo sediento se enfrentan a la deshidratación, y el cuerpo te lo comunica con un dolor localizado.

Mucha gente que sufre dolores crónicos como jaquecas está simplemente deshidratada. Se ha descubierto que mejorar el consumo de agua ayuda con los ardores de estómago, la artritis, los dolores de espalda, los dolores de pecho, los dolores de estómago, el asma, la hipertensión, la diabetes y el colesterol alto. Recuerda que una de las dos causas principales de enfermedad es el veneno (toxinas). Tu cuerpo necesita agua para limpiar tu organismo de venenos. Si no se eliminan, la consecuencia será inflamación y dolor. Si sufres dolores, tal vez es sencillamente que tu cuerpo te pide a gritos que bebas más agua.

EL RÍO DE VIDA

¿Sabías que existe un misterioso río (el doble de largo que tu sistema circulatorio) que fluye por todo tu cuerpo? Este río recoge todos los contaminantes (venenos, toxinas, desechos, virus y bacterias) del cuerpo en más de seiscientos puntos (los nódulos linfáticos) y los vierte al desagüe (el conducto torácico o linfático) situado junto al corazón; tiene el tamaño aproximado de tu dedo meñique. Este río de vida es el alma de tu sistema inmunológico. Barre las toxinas, filtra las infecciones, lleva los venenos al hígado para su depuración y a los riñones para su eliminación. Digamos que es el camión de la basura de nuestro cuerpo.

El río linfático serpentea a través del cuerpo y de cientos de tejidos en forma de red llamados nódulos. Estos están llenos de células asesinas que capturan y matan a los gérmenes y toxinas. Tal vez has notado alguno de estos nódulos, como los que tenemos bajo la parte posterior de la mandíbula o a lo largo del cuello y que se inflaman cuando estás enfermo.

Al contrario que el sistema circulatorio de la sangre, impulsado por el corazón, este río de vida no tiene ninguna bomba que cree un flujo. Depende básicamente del movimiento de tu cuerpo y de la ingestión de agua para mantener el flujo de basura en movimiento. Como un río cuando hay sequía, si estamos deshidratados el flujo se debilita y la basura se acumula en vez de fluir río abajo y salir del cuerpo. Donde se posa esta basura se produce inflamación, que con el tiempo se puede convertir en enfermedad e incluso en cáncer.

El cuerpo también utiliza el agua para producir energía. Toda la energía eléctrica de los cuatro billones de células nerviosas y neuronas de nuestro cuerpo procede de energía hidroeléctrica (hidrólisis). Por tanto, si te sientes débil y cansado al final de la jornada laboral, o estresado, angustiado o deprimido, o sientes la necesidad de tomar cafeína, alcohol o incluso drogas o medicamentos, podría ser simplemente que tu cuerpo te suplica más agua.

NO ESPERES A TENER SED

¿Cuánta agua tendrías que beber? Pues aproximadamente la trigésima parte de tu peso corporal cada día. Por tanto, si pesas 75 kilos, debería beber 2,5 litros de agua al día. Puede parecer muchísimo, pero es realmente lo que necesita el cuerpo. Pruébalo durante diez días y a ver qué ocurre. Deberías beber un poco de agua cada dos horas porque es el tiempo que tarda en agotarse (evaporarse) la que has bebido dos horas antes. (Necesitarás más si haces ejercicio o hace calor.) Deberías beber agua al levantarte, ya que tu cuerpo habrá pasado algunas horas a palo seco. También antes y después de comer, porque tu cuerpo utiliza el agua para descomponer los alimentos en nutrientes. Y también para descomponer las grasas. Mucha gente que aumenta su ingestión diaria de agua también pierde peso simultáneamente.

¿DE QUÉ COLOR ES TU ORINA?

¿Cómo puedes saber si bebes el agua suficiente? Mira tu orina. Si tiene un color claro, probablemente ya bebes bastante (a menos que consumas mucha cafeína, que también clarifica la orina). Si tu orina es amarilla, entonces estás moderadamente deshidratado. Si es naranja o más oscura, entonces estás extremadamente deshidratado.

BEBE LA TRIGÉSIMA PARTE DE TU PESO EN AGUA DURANTE DIEZ DÍAS

Sea cual sea el color de tu orina, dale a tu cuerpo agua viva. Compra agua embotellada o filtra el agua de tu casa y llena botellas para llevártelas al trabajo o allá donde vayas. Pronto tendrás más energía, perderás peso, eliminarás los contaminantes, te liberarás del dolor y te protegerás contra las enfermedades. Asegúrate de conseguir el agua de la fuente correcta. No te dejes engañar. Protege tu Autosalud.

O sea que, durante los próximos diez días, bebe en total el agua equivalente a la trigésima parte de tu peso (divide tu peso por treinta).

DRENA TU LAGO LINFÁTICO

Debido a la falta de agua y movimiento corporal, nuestro río linfático a veces parece un lago o una ciénaga de aguas estancadas. Darle presión externa y movimiento a tu cuerpo suele ser necesario para que empiece su flujo crucial. Los masajes y la manipulación quiropráctica pueden ser herramientas extraordinarias que ayuden a drenar tu lago linfático y lograr que fluya tu río. Ambos mejoran el flujo de los sistemas nervioso, circulatorio y linfático y despiertan al curandero que llevas dentro. Si hace tiempo que no vas a un masajista o quiropráctico, o no has ido nunca, ahora podría ser un buen momento para programar una visita.

OXÍGENO VIVO

El cuerpo humano puede vivir cuarenta días sin comida y siete sin agua, pero solo cinco minutos sin oxígeno. El oxígeno es lo que más necesita nuestro cuerpo, y sin embargo es algo que damos por sentado. Yo aspiro y respiro. ¿Qué es lo que hay que pensar? Nuestros pulmones funcionan con piloto automático, podría decirse. No hay nada que podamos hacer. ¿O sí?

Los pulmones no tienen ningún músculo propio; son como dos sacos sueltos y vacíos. El movimiento del diafragma, el gran músculo de nuestra caja torácica, es lo que hace que el aire entre y salga de los pulmones, como si fuera un fuelle. El diafragma se mueve automáticamente, sin que tengamos que pensar en ello. Un esfuerzo más controlado y consciente puede hacer que el diafragma absorba oxígeno más hacia el interior de nuestros pulmones, haciéndolo llegar más profundamente a las células.

ECHA UNA BUENA CALADA DE O_2

Cuando una persona da una calada de marihuana aspira profundamente, expandiendo el diafragma, y aguanta la respiración para que el humo llegue a lo más profundo de sus pulmones y de este modo a las células. Utilizando el mismo método, puedes aumentar en gran manera la cantidad de oxígeno que absorbe el cuerpo utilizando conscientemente el diafragma para que entre más aire.

El flujo de sangre más rica se produce en la parte inferior de los pulmones, por lo que si no logramos llevar el aire a esa zona, no obtendremos la cantidad máxima de oxígeno. Muchos desperdiciamos entre el 20% y el 30% del oxígeno que deberíamos hacer llegar a nuestras células porque jamás utilizamos el diafragma para respirar profundamente. Una persona media alcanza el máximo de su capacidad pulmonar hacia los veinticinco años y a partir de ahí pierde hasta un 25% de capacidad cada diez años.

Una respiración superficial limita la cantidad de oxígeno de nuestra sangre, de modo que las toxinas se acumulan en nuestros glóbulos. Los pulmones son una de las principales vías que tiene tu cuerpo para deshacerse de los desechos, y si no exhalan plenamente, te sientes perezoso, débil, cansado. Con el tiempo, tus órganos empiezan a sufrir, tus células reciben cada vez menos oxígeno, tu corazón tiene una sobrecarga de trabajo, tu cerebro —que solo representa un 2% del peso total del cuerpo pero consume un 25% del oxígeno— se vuelve perezoso, y acumulas grasas en vez de quemarlas, lo que provoca que ganes peso.

EL CÁNCER ODIA AL OXÍGENO

Esto explica por qué muchas personas llevan un estilo de vida anaeróbico, lo que significa que no absorben el oxígeno suficiente. Su respiración es superficial y pasan horas, días, semanas, tal vez incluso meses sin respirar profunda y saludablemente. Esto implica que el oxígeno no llega nunca a la parte inferior de los pulmones, nunca alcanza la sangre más rica, y por consiguiente a sus células les falta el valioso oxígeno. Sabemos que todas las células normales requieren oxígeno, pero ¿sabías que las células cancerígenas únicamente pueden vivir sin oxígeno?

Los análisis han demostrado que si privas a una célula humana normal del 35% de su oxígeno, se volverá cancerígena en dos días; priva a una célula del 60% de su oxígeno, y se volverá cancerígena en cuestión de horas. Cuando decae el nivel de oxígeno en sangre por una constante respiración superficial, las células quedan listas para el cáncer.

El cuerpo está diseñado para una respiración profunda. ¿Te acuerdas de nuestros antepasados cazadores-recolectores? Experimentaban la respiración profunda a diario, si no cada hora, ya que trabajaban con las manos, se esforzaban duramente en sus huertos y cazaban animales. Nosotros, mayoritariamente, llevamos estilos de vida diseñados para una respiración superficial. Nuestros momentos de respiración más profunda se producen cuando nos alejamos de la pantalla del ordenador para ir por una taza de café, cuando le gritamos a un compañero de trabajo o a alguien de nuestra familia que nos ha hecho enfadar, o corremos a sacar la basura de casa justo a tiempo antes de que pase el camión de recogida.

Mientras estoy sentado ante mi ordenador, sé lo difícil que puede resultar escapar del estilo de vida de respiración superficial. Pero ¿qué ocurre si no encontramos el modo de huir de nuestros cubículos para recuperar la respiración profunda, tal como fuimos creados para hacer?

RESPIRA HONDO

Lo único que necesitas son quince minutos al día para iniciar un estilo de vida de respiración profunda y aeróbica (que significa «con oxígeno»). Exacto. Tómate quince minutos al día y sal a dar un paseo —antes del trabajo, a la hora de la comida, después del trabajo, después de cenar, cuando sea, donde sea—. Sal de tu cubículo, oficina, sala de estar, armario o cueva, sal a la luz del sol. Observa y disfruta del aire libre, los pájaros, las flores, las vistas y sonidos, y camina; y respira hondo.

Empieza caminando lentamente, y a medida que te pongas en forma acelera el paso; a la larga tal vez desees correr al trote o incluso a la carrera. Puede que te guste tanto que alargues tu ejercicio a media hora o más. Lo importante es que empieces ya a respirar profundamente. Decide cuándo lo vas a hacer y comprométete a dar un paseo de quince minutos diarios durante diez días.

Si lo haces, al cabo de pocos días te notarás con más energía, más entusiasmo y más resistencia; tus músculos se tonificarán, empezarás a adelgazar y dormirás mucho mejor. Reducirás el riesgo de un derrame cerebral, ataque al corazón, hipertensión, diabetes y cáncer. Más del 30% de los estadounidenses contrae actualmente un cáncer. Los atletas, que respiran hondo mientras hacen ejercicio a diario, reducen su riesgo de contraer cáncer hasta un increíble 12%. Como su fuelle reforzado (el diafragma) bombea grandes cantidades de oxígeno a la parte inferior de los pulmones, tienen hasta un 25% más de oxígeno en la sangre que los no atletas habituados a la respiración superficial. En pocas semanas podrías unirte a sus filas y sus estadísticas. ¡Empieza hoy mismo! Pruébalo durante diez días y a ver cómo te sientes.

YOGA: EL ARTE DE RESPIRAR

Sé que puedes pensar: ya está, ya nos sale con filosofía oriental. (Luego empezará a salmodiar.) Deja que me explique. El yoga, a menudo malinterpretado por quienes jamás lo han practicado, es uno de los mejores ejercicios para llevar la máxima cantidad de oxígeno a los pulmones. Solo utilizamos alrededor de un 20% de nuestra capacidad pulmonar para respirar. Aprender a respirar correctamente y expandir los pulmones es el alma de la práctica del yoga. Las clases suelen durar entre media hora y una hora, son relativamente baratas y suponen un ejercicio magnífico. Apúntate y ve a una sesión, aprende el arte de respirar y no temas acabar convertido en un monje o un yogui. Tú ve solo por el oxígeno.

HAZTE MAYOR SIN ENVEJECER

A la mayoría nos gustaría vivir el máximo tiempo posible y sintiéndonos lo más jóvenes posible. Nos gustaría gozar de una salud estupenda hasta los cien años de edad y luego morir pacíficamente de viejos, acostarnos un día y ya no despertar. No es un sueño tan imposible. Podría ser una realidad si nos comprometemos con nuestra propia Autosalud.

En su libro *Ultra Prevención*, el doctor Mark Hyman relata una historia de los indios tarahumara de México. Estos indios son corredores natos. No cabalgan caballos ni mulas; van corriendo a todas partes, corren grandes distancias de una aldea a otra. Se ha documentado que cubren hasta cien kilómetros sin parar en una sola caza. A lo largo de los siglos se han convertido en los corredores perfectos. En esta aldea de supercorredores, ¿adivinas quiénes son los mejores? Lo creas o no, los ancianos. De hecho, un equipo de investigadores de Harvard lo confirmó viajando a México y analizando la fuerza fisiológica (respiración, forma física, corazón, etc.) de los tarahumara. Sorprendentemente, los de sesenta años estaban más en forma que los de cuarenta, que a su vez estaban más en forma que los de veinte.

Un biógrafo de Alejandro Magno nos cuenta que un elevado porcentaje de los soldados macedonios de Alejandro superaban los sesenta años y podían marchar durante cincuenta kilómetros por el desierto con sus macutos. Este grupo de hombres amantes del aceite de oliva y las uvas fue el ejército que conquistó el mundo. No les vayas con la cantinela de que debilitarse es inevitable con la vejez.

COME COMO UN PÁJARO, ENVEJECE COMO UNA TORTUGA

De todo lo que puedes empezar a hacer ahora mismo para aumentar tu esperanza de vida y ralentizar el proceso de envejecimiento, lo más eficaz con diferencia es simplemente comer menos, en especial comida falsa. La persona media consume más de setenta toneladas de comida a lo largo de su vida. Una cantidad de comida excesiva es la mayor sangría para tu cuerpo. Cuanto más comes, más tiene que trabajar tu cuerpo y gastar su fuerza vital. Los estudios han demostrado que si comes el 30% menos de comida de la que comes ahora, puedes alargar tu vida en un 30%. Es así de sencillo. ¡Come menos y vive más! Cuanta menos energía tenga que gastar tu cuerpo para digerir la comida a lo largo de los años, más energía tendrá para combatir las enfermedades y el envejecimiento. Los habitantes de Okinawa, la gente más sana y longeva del planeta, tienen un dicho: *Hara harchi bu*, que significa algo así como «come solo hasta que estés un 80% lleno». Algo debe de tener de cierto, cuando su esperanza de vida es de casi cien años.

Para la mayoría de la gente, la idea de comer menos no resulta fácil de digerir (valga el juego de palabras). Pero no es tan difícil. De entrada, si sigues la dieta de la Autosalud, ya estás comiendo suficientes frutas y verduras vivas y es casi imposible sufrir una sobredosis. Puedes tomarte un bufé libre de estos dulces tan saludables cada día. Puedes comerlos hasta hartarte y no ganar ni un gramo de peso ni mermar tu fuerza vital, porque están rebosantes de enzimas y son fáciles de digerir.

También puedes aprender a comer más lentamente. Tu cerebro tarda veinte minutos en reconocer que tu estómago está lleno, así que dale tiempo para actualizarse con lo que comes. Si te acabas toda la comida en diez minutos, es demasiado tarde para dejar de comer.

Los estadounidenses tendemos a comer hasta rebañar el plato. Desde pequeños nos han enseñado así. Nunca nos han dicho que dejáramos de comer cuando estuviéramos llenos. Aprende a escuchar a tu estómago y tu cerebro; ellos te dirán cuándo estás lleno, y en ese momento deja de comer. Si te centras más en la calidad de la comida (orgánica, no criada en campos de concentración, producida localmente, etc.), tal vez tendrás menos comida en el plato pero será mucho más alimenticia y densa en nutrientes, de modo que tu cuerpo ya no ansiará raciones grandes.

Tal vez estés pensando: «Yo no quiero comer como un pajarito.» Lo creas o no, los pájaros en realidad consumen aproximadamente la mitad de su peso en comida cada día. Se vuelven locos por los alimentos vivos y el agua fresca y hacen mucho ejercicio aeróbico al batir las alas. Así que come como un pájaro (vuélvete loco por el agua, la fruta y la verdura), y envejecerás como una tortuga, que viven hasta trescientos años a base de vegetales.

Sin embargo, incluso si comes como un pájaro, llenas tus pulmones de oxígeno y bebes el agua más pura del mundo, podría no bastar para salvar tu Autosalud. En el próximo capítulo veremos por qué.

Resumen de Autosalud: el reto de los diez días

5 cosas que tu cuerpo debe tener cada día (capítulo 10)
FEVPA: Fruta (come variado); Enzimas (amplio espectro); Verduras (come variado); Probióticos (amplio espectro); Aceites (de origen puro).

2 cosas que debes comer cada día para consumir
FEVPA (capítulo 10)

Batido de Autosalud de 15 minutos (receta en el capítulo 15); Ensalada de Autosalud de 15 minutos (receta en el capítulo 15).

Siguientes pasos de Autosalud

- H_2O viva (bebe una trigésima parte de tu peso de agua alcalina).
- O_2 vivo (empieza con 15 minutos de caminar y respirar hondo cada día).

12

Protege tu corazón

Por encima de todo, protege tu corazón porque es el manantial de la vida.

REY SALOMÓN

En última instancia, lo más importante que he de decirte sobre Autosalud no tiene que ver con lo que te llevas a la boca sino con lo que albergas en el corazón. Puedes comer los mejores alimentos vivos traídos de los confines del mundo, pero si no tienes bien el corazón, no hallarás la Autosalud.

El corazón es la fuente de las emociones, sensaciones, el carácter y las creencias más profundas. Ignorado con frecuencia, el corazón es lo más importante. Para proteger tu Autosalud, también debes proteger tu corazón de los venenos espirituales que lo enferman y que pueden hacer que enferme también tu cuerpo. Venenos como el estrés, la preocupación, la ira, el resentimiento, la negatividad y la depresión pueden perjudicarte y dificultar los progresos de tu salud física y mental. Por tanto, la Autosalud no tiene que ver solo con comer; también depende de lo que te «come» por dentro.

CIGARRILLOS Y FELICIDAD

¿Qué crees que puede reducir más tu esperanza de vida: fumar o la infelicidad? Aunque suene sorprendente, ambas cosas perjudican por igual. Reducen tu esperanza de vida aproximadamente en diez años. Según estudios recientes, fumar dos paquetes de cigarrillos al día ejerce el mismo efecto sobre tu tiempo de vida que tener una visión negativa de la vida. ¡Caramba! Qué fuerte. Si eso es cierto, deberíamos exigir campañas de concienciación pública sobre la infelicidad humana igual que existen anuncios contra el tabaquismo.

MEDICALIZAR LA DEPRESIÓN

Un estudio publicado por la Asociación de Psicología de Estados Unidos revela que un tercio de la población sufre actualmente depresión extrema (23% de las mujeres y 19% de los hombres se sienten superestresados). Veinte millones de personas sufren de algún tipo de depresión, y el índice de depresión entre los niños llega a un pasmoso 23%.

Los fármacos más recetados actualmente en Estados Unidos son los antidepresivos: 118 millones de recetas al año. Según los Centros para el Control de Enfermedades, se recetan más antidepresivos que medicamentos para la hipertensión, el colesterol, el asma, las úlceras, la disfunción sexual o incluso los dolores de cabeza.

Y aquí viene lo más escandaloso: los preescolares son el mercado más en alza para los antidepresivos. Al menos un 4% de los preescolares —más de un millón de niños— están clínicamente deprimidos y tomando fármacos. Aunque los estudios han demostrado que la mayoría de los antidepresivos no son más eficaces para curar la depresión que las golosinas (placebos), sí que consiguen que las compañías farmacéuticas ganen muchísimo dinero.

LA SALUD DE LA FELICIDAD

¿Afecta realmente la infelicidad a la salud? Según la Asociación de Psicología de Estados Unidos, el 43% de los adultos sufre efectos negativos para la salud por el estrés, el 33% de todas las visitas al médico son por motivos relacionados con el estrés, y las seis causas principales de muerte (enfermedades cardiovasculares, cáncer, achaques pulmonares, enfermedades del hígado, accidentes y suicidio) se han relacionado con el estrés o son provocadas por este. Hacia el año 2020, a este ritmo, la depresión será la segunda principal causa de muerte tras las enfermedades cardíacas. Los estadounidenses se están muriendo literalmente de infelicidad.

Los venenos del corazón (infelicidad, estrés, preocupación, ira, resentimiento y negatividad) enferman el cuerpo, perjudicando al sistema inmunológico, elevando los niveles de adrenalina y en definitiva creando un entorno tóxico bajo nuestra piel. Es un hecho científicamente comprobado que la gente feliz enferma menos a menudo, se recupera más rápido, se siente más realizada y vive más tiempo. La felicidad del corazón, se mire por donde se mire, es necesaria para la Autosalud.

BUSCAR LA FELICIDAD

¿Eres feliz? ¿Sinceramente? A pesar de que tenemos el derecho constitucional de buscar la felicidad, pocos estadounidenses creen haberla encontrado realmente. Para la mayoría, la felicidad se ha demostrado esquiva, momentánea y fugaz

---

Para evitar enfermedades, come menos; para alargar la vida, preocúpate menos.

CHU HUI WENG, FILÓSOFO CHINO

---

cuanto menos. Muchos creemos que la felicidad llegará cuando alcancemos cierto sueño u objetivo o adquiramos algún objeto deseado. Trabajamos, nos esforzamos, tenemos éxito, nos estresamos y nos preocupamos hasta que alcanzamos nuestra meta (o morimos en el intento). ¿Qué pasa cuando alcanzamos esa meta? ¿Qué viene a continuación? ¿La felicidad? Martin Seligman, psicólogo y catedrático, explica lo que ocurre en un caso así en su libro *La auténtica felicidad*:

> Ruth, una madre soltera del barrio de Hyde Park de Chicago, necesitaba más esperanza en su vida, y la conseguía barata gastando cinco dólares en boletos de lotería cada semana. Necesitaba grandes dosis de esperanza porque solía tener la moral baja al menos desde que estudiaba secundaria veinte años atrás. Entonces se produjo un milagro: Ruth ganó veintidós millones de dólares en la lotería estatal de Illinois. Estaba fuera de sí de alegría. Dejó su trabajo como dependienta en Neiman-Marcus y se compró una casa con dieciocho habitaciones en Evanston, todo un vestuario de Versace y un Jaguar azul turquesa. Incluso pudo enviar a sus gemelos a un colegio privado. Por raro que parezca, sin embargo, al cabo de un año tenía la moral por los suelos. A finales de año, a pesar de la ausencia de adversidades en su vida, su caro terapeuta le diagnosticó depresión.

Así pues, tenía todo lo que quería pero seguía siendo infeliz. ¿Cómo podía ser?

PERSIGUIENDO ESPEJISMOS

Un estudio reciente sobre veintidós personas que habían ganado grandes sumas de dinero en loterías importantes descubrió que en un tiempo relativamente breve, las veintidós sin excepción habían vuelto a su nivel anterior de felicidad y habían acabado no siendo más felices que antes. ¿Debería sorprendernos? Piensa en tu propia vida. ¿Has recibido alguna vez algo que realmente quisieras? ¿Cómo te hizo sentir? Al principio parece genial y maravilloso. Y luego, ¿qué? Al poco tiempo empiezas a darlo por sentado. A medida que tenemos y hacemos más y más cosas, nuestras expectativas aumentan. Necesitamos algo todavía mayor para satisfacernos y mantener el nivel de felicidad anterior. En cuanto adquirimos la siguiente posesión o logramos un éxito de más envergadura, pronto nos acostumbramos a ello y enseguida buscamos la siguiente «dosis de felicidad».

Esta montaña rusa de la felicidad es interminable. Resulta similar a una droga. Cuando se pasa el efecto, necesitas otra dosis. Buscar la felicidad puede ser como perseguir un espejismo en el desierto. Una vez en el oasis imaginario, vemos que no es lo que creíamos. Luego vemos otro hermoso oasis a lo lejos y, sin pensarlo, echamos a correr hacia el siguiente espejismo. Mucha gente se pasa toda la vida persiguiendo estos espejismos en busca de la felicidad. Son como el hombre del poema de Stephen Crane:

> *Vi a un hombre persiguiendo el horizonte;*
> *corría dando vueltas y vueltas.*
> *Esto me perturbó;*
> *me acerqué al hombre.*
> *«Es inútil», le dije,*
> *«jamás podrás...»*
>
> *«¡Mientes!», gritó.*
> *Y siguió corriendo.*

Los estudios demuestran que la gente que tiene más cosas buenas en la vida no es más feliz que la menos afortunada. En menos de tres meses, los sucesos más recientes, por muy positivos que sean, empiezan a perder su impacto. Las cosas buenas y los éxitos increíbles tienen poco poder para aumentar el nivel de felicidad en nuestro corazón durante más de un breve período. La riqueza no da la felicidad. Los ingresos se han incrementado enormemente en Estados Unidos en el último medio siglo, pero nuestro nivel de felicidad no ha aumentado a la par.

Otros factores, como el atractivo físico, la fama, el talento y el poder tampoco ejercen un efecto a largo plazo en la felicidad. La gente que posee estas cosas sabe que es cierto. Han llegado quizás al último espejismo y comprueban que no es lo que habían imaginado. Muy en el fondo, todos sabemos que es cierto. Hay gente que aparentemente tiene todo esto —el mejor trabajo, gran belleza, una pareja perfecta, muchos amigos, poder y prestigio—, pero un día su vida se derrumba. Sucede algo, tal vez un divorcio, consumo de drogas, depresión o incluso el suicidio, que demuestra que esa persona era en realidad terriblemente infeliz. ¿Somos tan diferentes? ¿Recuerdas esa vez que finalmente lograste lo que querías? ¿Cuántos días, semanas o meses te hizo feliz? ¿Cuánto tiempo tardaste en buscar algo nuevo? ¿Qué nos hace pensar que lo próximo nos satisfará más que lo anterior?

¿TU PASADO PREDICE TU FUTURO?

La felicidad del corazón que lleva a la Autosalud no se halla en las posesiones, éxitos ni ninguna circunstancia externa. La salud del corazón es algo que sucede de dentro hacia fuera. La felicidad viene determinada por cómo gestionamos nuestras circunstancias más que por las circunstancias en sí. Todos llevamos cierto bagaje de nuestro pasado: hogares rotos, relaciones abusivas, decepciones, fracasos, heridas, culpa, miedos. Mucha gente cree que su pasado predice su futuro. ¿Y tú?

Charles Darwin nos enseñó hace muchos años que somos la suma de nuestras victorias pasadas. Las voluntades más fuertes siempre sobreviven y vencen porque siempre lo han hecho. (El pasado predice el futuro.) Eso no deja mucha esperanza para quienes hemos tenido un pasado menos que perfecto, ¿verdad? Luego vino Sigmund Freud y nos dijo que todo futuro suceso psicológico viene determinado por lo que ocurrió en nuestro pasado. Nuevamente se nos dice que el pasado determina el futuro. La poderosa influencia de Freud, incluso hoy, lleva a mucha gente a pasarse la vida tratando de resolver algún trauma infantil pendiente para encontrar la felicidad como adulto.

EL AUTÉNTICO LAPSUS FREUDIANO

Con todo el debido respeto hacia Freud (y los freudianos), la verdad es, como han demostrado estudios recientes, que los traumas infantiles tienen poca influencia decisiva sobre nuestra felicidad adulta. Y no cuesta tanto creérselo. Todos conocemos a alguien que ha sufrido una infancia terrible pero que posee la determinación de llegar a ser una persona feliz, sana y positiva, y a gente productiva a pesar de su niñez. Gente que ha logrado ser feliz y positiva sin culpar a sus padres, a los abusos, el estrés, la pareja, el sexo, las drogas, el alcohol, los fracasos, la injusticia o la infancia. Tal vez tú seas una de estas personas autodidactas de la felicidad.

No se puede viajar a la felicidad, ni poseerla, ni ganarla, ni desgastarla, ni consumirla. La felicidad es la experiencia espiritual de vivir cada minuto con amor, gracia y gratitud.

DENIS WAITLEY, MOTIVADOR Y ESCRITOR

Demasiado a menudo en la vida podemos sentirnos amargados por nuestro pasado o desesperados por nuestro futuro, al creer que esos sucesos negativos de nuestra historia personal de algún modo nos han aprisionado y condenado al fracaso o, como mínimo, a la mediocridad. Permitimos que nuestra alegría, contento y felicidad nos sean robados por pensamientos que ponen el énfasis en las cosas negativas de nuestra vida sin apreciar realmente las cosas positivas.

¿HABLAS DEMASIADO (CONTIGO MISMO)?

¿Hablas contigo mismo? Todo el mundo lo hace. De hecho, las investigaciones han demostrado que una persona normal habla consigo misma 50.000 veces al día. ¿Y adivinas qué? El 80% de lo que nos decimos es negativo. Nos decimos cosas como: «Todo el mundo se aprovecha siempre de mí. Nunca tengo tiempo para mí mismo. No les caigo bien. Eso que he dicho ha sido una estupidez. Esta ropa no me queda bien. Nunca sabré bailar bien. Nadie se fija en mí. A nadie le importa si estoy vivo o muerto. Seguro que me ven gordo. Jamás perderé peso. Es imposible que pueda acometer esto de la Autosalud. Nunca voy a cambiar.» Y así todo el día. No es de extrañar que no seamos felices.

Muchos nos bombardeamos continuamente con ideas y creencias negativas. Si otra persona nos dijera estas cosas, nos enfadaríamos, pero como la crítica viene de nuestro propio corazón, damos credibilidad a estos ataques. Raramente ponemos en duda las cosas que nos decimos. Mucha gente ni siquiera es consciente de que su voz interior le está hablando, y aún menos consciente de lo que le pueda estar diciendo. Es tan innato y automático que, sea lo que sea lo que nos diga, se convierte en una verdad incuestionable. ¿Sabes qué te dices a ti mismo? ¿Puedes oír tu voz interior? ¿Te dice la verdad?

El problema de creerte todo lo que te dices a ti mismo es que a veces tu voz interior puede estar equivocada. Las creencias no son más que eso: creencias. Pueden ser o no ser ciertas. ¿Recuerdas alguna vez en que tu voz interior estuviera equivocada? ¿Te dijo algo, tú te lo creíste, y luego descubriste que la verdad era todo lo contrario? Solo porque su voz interior le diga a una persona que es odiosa, inútil para trabajar, imperdonable o inadaptada, eso no significa que sea verdad. Esta voz crítica a la que damos rienda suelta en nuestra cabeza no es infalible, se la puede cuestionar. Tenemos que aprender a discutir con esta voz tozudamente crítica.

EL ARTE DE DEBATIR CON UNO MISMO

La manera más convincente de discutir con tu voz interior es demostrar que está objetivamente equivocada. Ponte en el papel de un abogado defensor y pregunta: «¿En qué prueba fundamentas esta aseveración?» Si crees que tu nota en un examen de clase ha sido la peor de la clase, busca la prueba. ¿La persona que se sienta a tu lado ha sacado peor nota? Si crees que has echado a perder tu dieta de Autosalud comiendo unas alitas de pollo, compara esta pequeña infracción con lo mucho mejor que has estado comiendo esta semana. Lo principal es que la voz interior crítica no se salga fácilmente con la suya. Haz que demuestre lo que dice.

Busca interpretaciones alternativas para un suceso potencialmente negativo. Tendemos a aferrarnos a la peor creencia posible, no por ninguna prueba sino precisamente porque es la creencia más catastrófica y la que más tememos. Pregúntate: «¿Hay alternativas para esta creencia negativa?» Si tu voz interior dice: «Eres el peor estudiante de la clase», pregúntate si el examen no era especialmente difícil. Tal vez no sabías que tendrías que prepararlo tanto, o tal vez el profesor ha sido injusto al calificarte. Es muy posible que la primera interpretación que te venga a la mente tras un suceso sea la más negativa, y por consiguiente no deberías darle crédito.

A veces, cuando discutes contigo mismo, la realidad no está de tu parte. Has comprobado los hechos y tu voz interior tiene razón. Es entonces cuando debes preguntarte tranquilamente: «¿Qué implica esto?» Una mala nota no implica que seas un mal estudiante. Una alita de pollo no significa que seas un fracasado con tu dieta. La tendencia de la voz interior, incluso si los hechos le dan la razón, es a exagerar las implicaciones y plantarse en el peor escenario posible. Deberías preguntarte: «¿Qué probabilidades hay de que se dé el peor caso posible?» Ateniéndose a los hechos, ¿cuáles son los escenarios más probables? Dite a ti mismo: «El MIEDO hace que experiencias imaginadas parezcan reales.» No dejes que tu voz interior te condene al miedo y el fracaso.

PISOTEA TUS PNA

El doctor Daniel G. Amen, psiquiatra, llama a estos pensamientos interiores limitantes «PNA» (pensamientos negativos automáticos). Como todas las penas, estos PNA pueden arruinarte la vida. Amen sostiene que deberíamos aprender a enfrentarnos a estos PNA siendo conscientes de que existen, sacudiéndonoslos de encima, cuestionándolos hasta repelerlos y sustituirlos por pensamientos más positivos y afirmativos. Seamos conscientes de que tenemos el control sobre nuestros pensamientos. Escuchar o no, estar de acuerdo o no con nuestra voz interior está a nuestro alcance. Pregúntate: «¿Esta creencia me hace daño o me ayuda? ¿Me acerca a lo

---

No te creas todo lo que oyes... ni siquiera en tu mente.

DANIEL G. AMEN, DOCTOR EN MEDICINA

> Un hombre es literalmente lo que piensa. Tú hoy estás donde te han llevado tus pensamientos; mañana estarás donde te lleven tus pensamientos.
>
> JAMES ALLEN, AUTOR DE *COMO UN HOMBRE PIENSA, ASÍ ES SU VIDA*

que quiero o me aleja? ¿Me faculta para emprender alguna acción o me paraliza de miedo y desconfianza en mí mismo?»

Durante los próximos diez días, discute con tus PNA. Coge una libreta y anota todos los PNA que te vengan a la mente, y luego trata de rebatirlos. Respóndeles, pon en tela de juicio su verdad, considera interpretaciones alternativas más positivas y repele los ataques infundados que sean hostiles para tus objetivos y sueños.

¿Quieres saber más sobre cómo repeler tus PNA con éxito y que tus conversaciones contigo mismo sean más positivas? Consulta las herramientas gratuitas de nuestra página web.

13

El secreto de la felicidad: gratitud y perdón

> Un corazón alegre nos hace tanto bien
> como una medicina, mientras que un es-
> píritu quebrantado nos seca hasta los
> huesos.
>
> REY SALOMÓN

Los dos culpables que nos roban la alegría, el contento y la felicidad son un excesivo énfasis en las cosas negativas de nuestra vida y una infravaloración de las positivas. Los dos antídotos para estos venenos del corazón, por muy antiguos y sencillos que puedan sonar, son la gratitud y el perdón. La gratitud amplía tu reconocimiento de las cosas buenas de la vida (pasadas y presentes), y el perdón disminuye el poder de las cosas malas para amargarte la existencia y puede incluso cambiar esos recuerdos dolorosos por otros positivos.

¿PERDÓN = SALUD?

Tal vez te preguntes: «¿Qué pinta el perdón en un libro sobre Autosalud?» Pues porque el perdón puede mejorar el sistema cardiovascular, reducir el dolor crónico, aliviar la depresión y mejorar la calidad de vida de los muy enfermos? Es verdad.

Everett Worthington Jr., catedrático de la Universidad Virginia Commonwealth y autor de *Five Steps to Forgiveness: The Art and Science of Forgiving* (Cinco pasos para el perdón: el arte y la ciencia de perdonar), es también psicólogo clínico y pionero en el estudio del perdón. Worthington ha descubierto que la gente que no perdona tiene más trastornos relacionados con el estrés, un peor funcionamiento del sistema inmunológico y un índice más elevado de enfermedades cardiovasculares y otras. Quienes encuentran la manera de perdonar las transgresiones de los demás experimentan una reducción de la presión arterial, menos depresión y una mejor salud mental y física general que quienes no perdonan fácilmente.

La ciencia está demostrando que perdonar a los demás ya no es únicamente un bálsamo para el alma sino también, y más intensamente, medicina para el cuerpo. Igual que comer alimentos vivos, beber agua suficiente, respirar profundamente y hacer ejercicio, el perdón es un comportamiento que una persona puede aprender, practicar y repetir cuanto sea necesario para evitar enfermedades y conservar la Autosalud.

¿Te sorprende saber que el perdón tiene un efecto tan potente en nuestra salud y felicidad? Muchísimas personas cargan consigo el dolor, los abusos, las heridas, las decepciones y los resentimientos del pasado. Se hace evidente en sus rostros, sus cuerpos, su personalidad y sus palabras. Estas personas jamás tendrán libertad para estar sanas o felices en el presente o el futuro mientras sigan ancladas en el pasado.

POR QUÉ NO PERDONAMOS

Tanto si estás de acuerdo como si no en que el perdón es necesario para tu Autosalud, sin duda estarás de acuerdo en que perdonar es un asunto complicado. ¿Por qué nos cuesta tanto perdonar? Muchas veces no solo nos aferramos a la amargura, sino que la abrazamos apasionadamente. Si el perdón es tan curativo para nuestro corazón y saludable para nuestro cuerpo, ¿por qué no se produce con más naturalidad?

Desgraciadamente, nuestra voz interior nos da lo que podrían parecer muy buenos motivos para aferrarnos a nuestras heridas. Por ejemplo, perdonar es realmente injusto. La justicia exige que los malhechores paguen por sus delitos. El perdón parece negar la justicia y contradice la justa indignación que sentimos cuando nos ofenden o vemos a otros maltratados. Al perdonar, a veces nos parece estar siendo desleales con la víctima (incluso cuando nosotros mismos somos la víctima).

Tal vez la parte más difícil de perdonar es que nos hace sentir vulnerables a que nos hagan daño o nos decepcionen nuevamente. Como dice el proverbio: «Si te engañan una vez, culpa al otro; si te engañan dos veces, cúlpate a ti mismo.» Aun así, es posible perdonar a alguien sin ponernos en la situación en que puedan volver a hacernos daño del mismo modo.

Perdonar no tiene que ver con salvar a la persona que ha causado el dolor. Tiene que ver con salvarnos a nosotros mismos. No podemos dañar a la persona que nos ha hecho daño no perdonándola, pero si elegimos perdonarla podemos librarnos de un futuro oscuro y lleno de amargura. Cuando nos tragamos la píldora amarga de no perdonar, nos envenena a nosotros, no a la otra persona. Cuando somos capaces de comprender esto, nos damos cuenta de que no tenemos otra elección que no sea perdonar, porque no hacerlo sería una forma de suicidio emocional.

> El resentimiento es como beber veneno y esperar que mate a tus enemigos.
>
> NELSON MANDELA

CINCO PASOS PARA SALVARTE CON EL PERDÓN

En su libro *Five Steps to Forgiveness*, Everett Worthington describe un proceso de cinco pasos para el perdón que llama REACH. Él sabe de qué habla. La mañana de Año Nuevo de 1996 encontró a su anciana madre brutalmente asesinada a golpes con una palanca y un bate de béisbol. También había sido violada con una botella de vino. REACH nació de su propia lucha por perdonar a los criminales que habían matado a su querida madre.

La R es por «**R**ecuerda el sufrimiento». Trata de pensar en tu sufrimiento con la máxima objetividad posible y sin emoción. No te dejes llevar por la ira, ni pienses en la otra persona como el diablo, ni te hundas en el barrizal de la autocompasión.

La E es por «**E**mpatiza con la persona que te ha hecho daño». Pregúntate: ¿por qué me ha hecho daño esa persona? ¿Qué pasaba en su vida que pueda haberle llevado a hacer tal cosa? La gente dolida causa dolor a otra gente: la gente golpea cuando tiene miedo, preocupación o dolor. Todo el mundo es capaz de hacer cosas horribles cuando teme por su propia supervivencia. A menos que te pongas en el lugar del otro, es difícil saber qué le ha hecho comportarse de esa forma. Piensa en que a veces la gente te define de cierta manera sin tener en cuenta de dónde vienes ni qué te ha tocado vivir. Hay personas que en ocasiones hacen mucho daño a otros sin siquiera ser conscientes del dolor que causan.

La A es por «Concede el regalo **A**ltruista del perdón». Esta es difícil. Trata de recordar algún momento en que le hayas hecho algo muy malo a alguien que luego te perdonó. ¿Recuerdas lo culpable que te sentiste? ¿Recuerdas lo mucho que querías y necesitabas su perdón? Te dio algo que no merecías. Recibiste un regalo que no tenía que darte. ¿Está bien rehusar un regalo que se te da libremente? Si le haces daño a alguien en el futuro (y lo harás), ¿cómo puedes esperar o pedir su perdón si tú no estás dispuesto a darlo? Son preguntas duras, pero tenemos que plantearlas si queremos liberarnos del dolor del pasado y abrazar un futuro pleno de felicidad y Autosalud.

La C es por «Comprométete a perdonar públicamente». Worthington dice a sus lectores que escriban «un certificado de perdón», que es una carta, poema o canción que debes escribir directamente al ofensor, o en tu diario personal, o léersela a un amigo íntimo.

La H es por «Aférrate al perdón» (*Hold onto Forgiveness*, en inglés). Los viejos recuerdos de los sufrimientos pasados levantarán sus feas cabezas en el futuro. Podemos perdonar, pero es difícil olvidar. El perdón no puede borrar las imágenes que surgirán en tu mente, pero puede cambiar los subtítulos de las mismas. Los recuerdos no significan que no hayas perdonado, así que no te regodees en ellos. Libera esos pensamientos y recuerda que ya has perdonado.

Para más información sobre el perdón, visita nuestra página web.

NO ES PALABRERÍA MOTIVACIONAL

Soy consciente de que, para alguno de mis lectores, esta información sobre el perdón puede parecer un poco sentimentaloide o sensiblera. Entiendo que puedas sentirte así, pero, como con todos los demás retos que te he puesto para tu Autosalud, te insto a ponerlo a prueba. No se trata de palabrería motivacional en la que tengas que recitar mantras positivos del tipo «cada día me siento mejor en todos los sentidos». Se trata de un auténtico cambio, duro y angustioso. Se trata de curar tu corazón y tu alma, y por consiguiente tu cuerpo.

Durante los próximos diez días te desafío a perdonar. Sigue los pasos REACH. Escribe esa carta de perdón a alguien que te haya hecho daño. A ver cómo te hace sentir. ¿Y si realmente te libera de resentimientos y sufrimientos pasados? ¿Y si te proporciona una sensación de paz y contento? Miles de personas han experimentado asombrosos cambios físicos (pérdida de peso, menor presión arterial, alivio de enfermedades crónicas, menos problemas cardíacos, remisión del cáncer) a los días o semanas de simplemente perdonar. ¡Demuéstrame que estoy equivocado! Intenta dar el regalo del perdón durante los próximos diez días. Si lo haces, descubrirás que en realidad es un regalo que te haces a ti mismo.

LA GRATITUD: LA ABUELITA DE LA FELICIDAD

¿Necesitas un «ajuste de gratitud»? Soy consciente de que esto puede sonar un poco cursi. Ser cínico puede parecer más divertido. Es fácil poner el énfasis en lo negativo e ignorar lo positivo. Es lo que hace la mayoría de la gente, aunque no olvidemos que la mayoría de la gente no es muy feliz. La gratitud nos enseña a centrarnos en las cosas buenas de nuestra vida y es imprescindible para nuestra Autosalud. ¿Por qué crees que todos los psicólogos, filósofos y maestros religiosos desde Buda hasta Gandhi, pasando por Jesús, han alabado la

---

Quien se niega a perdonar, está quemando el puente que algún día tendrá que cruzar.

AUTOR ANÓNIMO

> Si la única oración que has dicho en tu vida ha sido
> «gracias», debería bastar.
>
> MEISTER ECKHART, TEÓLOGO Y FILÓSOFO ALEMÁN

gratitud como una de las virtudes más elevadas, y la más cercana a la auténtica felicidad? En el 43 a.C, Cicerón, el gran orador romano, escribió: «La gratitud no es la mayor de las virtudes, pero si la madre de todas las demás.»

LA GRACIA DE LA GRATITUD

Gratitud proviene de la palabra latina *gratia*, que significa «gracia». Significa que estás al tanto de las cosas buenas de la vida y no las das por sentadas. La gratitud posee un sentido de maravilla, asombro, aprecio y agradecimiento por la vida misma. Es la cualidad que te capacita para detenerte a oler unas rosas, disfrutar y darte cuenta de las cosas cotidianas. Es sentir una auténtica sensación de aprecio por las personas que te rodean y una comprensión omnipresente de lo que sería tu vida sin ellas. La gratitud sabe en lo más profundo que la vida es un regalo que nos ha dado Dios y que tienes suerte de vivir en esta época de la historia, de vivir donde vives, de hacer lo que haces, de estar con la gente con que estás. Es la constatación de que tu vida es mucho más dichosa que la de miles de millones de otras personas que han pisado este planeta.

La gratitud no está dirigida a ti mismo sino a todo lo externo a ti que tienes el privilegio de vivir. Es la ausencia de egoísmo, egocentrismo y obsesión por ti mismo. Es imposible experimentar la gratitud y el egocentrismo al mismo tiempo; no pueden ocupar el mismo espacio simultáneamente.

NO SON TONTERÍAS PSICOLOGISTAS

Todo esto puede sonar demasiado profundo, como una especie de tonterías psicologistas, pero piénsalo bien —en realidad es simple sentido común y algo que todos hemos experimentado y sabemos en el fondo del corazón que es cierto—. Piensa en algún momento de tu vida en que te sintieras profundamente agradecido. Tal vez estuviste cerca de la muerte, o a punto de perder a algún ser querido, o quizá te ocurrió algo tan maravilloso que te bajó los humos y te hizo comprender que no lo merecías. Todos hemos vivido momentos así. Y es precisamente eso, solo momentos. Como una hermosa mariposa que se posa suavemente en nuestra mano un breve instante y luego sale volando con la brisa. Se marcha tan rápidamente como ha llegado, y su belleza pronto se olvida. Muchos vivimos gran cantidad de experiencias con el piloto automático puesto, sin pensar, darnos cuenta, ni apreciar la riqueza de nuestra vida.

PRACTICA, PRACTICA, PRACTICA

¿Cómo captar el momento, abandonar esta rutina enloquecedora y disfrutar de la paz, la felicidad y el contento (Autosalud) que innegablemente aporta la gratitud? Practicar es la respuesta. Practica el ser agradecido todos los días. Imagina: ¿qué pasaría si no tuvieras las cosas que tienes ahora? ¿Qué me dices de las personas que te rodean? ¿Y si perdieras tu trabajo, tu casa, tu familia, tu pareja, tu mejor amigo? ¿Cómo sería la vida? ¿Y si cuando volvieras a casa no hubiera nadie allí, nadie con quien hablar o con quien compartir tu vida?

Normalmente solo experimentamos estas sensaciones cuando perdemos algo valioso. Entonces ya es demasiado tarde para mostrar nuestro aprecio. Recuerdo cómo me sentí cuando murió mi padre. No tuve ni idea de lo muchísimo que significaba para mí hasta que ya no estuvo. Estaba sentado sobre sus hombros sin siquiera darme cuenta, hasta que me lo quitaron trágicamente de debajo. Por lo tanto, hazlo ahora. No esperes a que la muerte u otra catástrofe te arranque de una sacudida el piloto automático.

Es curioso cómo en nuestra cultura no tenemos una tradición o costumbre para decirles a los demás lo agradecidos que les estamos ni cuánto significan para nosotros mientras todavía están vivos. De hecho, si en un momento de emoción se nos escapa involuntariamente, las personas implicadas sienten embarazo y rápidamente tratan de dejar atrás ese momento. Cuántas veces has estado en un entierro y has pensado: «Ojalá estuviera vivo para oír esto. Si supiera cuánto lo apreciaban.» En vez de esperar al entierro, ¿por qué no practicas ahora cómo te sentirías si lo perdieras?

CELEBRA UNA «NOCHE DE LA GRATITUD»

El psicólogo Martin Seligman pidió a sus alumnos que eligieran a una persona en su vida, presente o pasada, que hubiera ejercido una influencia positiva en ellos y a la cual nunca le hubieran expresado completamente su agradecimiento. Tenían que escribirle a esa persona una carta de una página. Cuando les dijo a los alumnos que podían tomarse todo el tiempo que necesitaran para la tarea, la mayoría tardó varias semanas. Una vez terminadas las cartas, les dijo que las plastificaran y las ofrecieran como regalo a esas personas. Seligman destacó que era importante entregarla personalmente y no por correo o mensajero. Los alumnos no debían comentarle antes a la persona el objeto de su visita, bastaría con un sencillo «me gustaría verte». «Cuando ya esté todo tranquilo —les instruyó Seligman—, leedle la carta lentamente en voz alta, gesticulando y de vez en cuando mirando a la persona a los ojos. Luego dejad que el otro responda sin prisas. Rememorad juntos los hechos que hacen que esa persona sea tan importante para vosotros.»

Cuando todos los alumnos hubieron completado el proceso, Seligman les pidió que se reunieran para lo que todos recordarían para siempre como «la noche de la gratitud». El impacto fue espectacular. A medida que los alumnos contaban las historias que habían inspirado sus cartas de agradecimiento, no hubo nadie que no llorase en el aula, incluido Seligman. Algo les había pasado a aquellos estudiantes por el simple hecho de escribir unas cartas que habían tocado importantes pilares emocionales de la vida misma de cada uno: habían experimentado la gratitud. Y en las evaluaciones de final de curso, no fue raro que los estudiantes escribieran: «El viernes 27 de octubre (noche de la gratitud) fue el día más fantástico de mi vida.»

No hace falta que vuelvas a la facultad ni que te apuntes a las clases de Seligman para beneficiarte de las lecciones de este extraordinario experimento. ¿Por qué no escribes tu propia carta de agradecimiento? Piensa en alguien importante para ti y escríbele una carta. Hazle saber tus sentimientos mientras aún está vivo. Decídete y comienza enseguida. Si lo dejas aparcado, no lo harás nunca. Empieza ya a escribir y más tarde ya decidirás cómo y cuándo hablarás con esa persona.

EMPIEZA UN DIARIO DE AGRADECIMIENTOS

Otra manera que Seligman sugiere para experimentar el aprecio y la gratitud consiste en reservar cinco minutos cada noche durante los próximos diez días para recordar las veinticuatro horas previas. Anota, en líneas separadas, hasta cinco cosas por las que te sientas agradecido. Las comunes incluyen «despertarme esta mañana», «padres maravillosos», «buenos amigos», «Autosalud». Hazlo durante diez noches y a ver si no notas una diferencia en tu estrés, ansiedad, aprecio, gratitud y, poco después, en tu Autosalud. Puedes empezar hoy mismo tu propio diario de agradecimientos. Encontrarás algunas buenas ideas en nuestra página web.

CONTAR OVEJAS: UN PASATIEMPO ESTADOUNIDENSE

¿Qué tal duermes? No se puede hablar realmente de enfermedades del corazón sin referirse al sueño. De hecho, la amargura, el resentimiento, la ingratitud, la preocupación y el estrés causan estragos en tus pautas de sueño.

Uno de los efectos secundarios de curarte de las enfermedades del corazón es que dormirás mejor. Un sueño profundo quizá sea el Santo Grial de la salud. Muchos lo buscan, pero pocos lo encuentran. La mayoría de los estadounidenses dormimos hoy el 25% menos que nuestros bisabuelos. El 40% ni siquiera nos acercamos a las siete horas mínimas de sueño necesarias para una salud óptima, y un escalofriante 20% dormimos menos de seis horas cada noche. La cosa está tan mal en Estados Unidos que hemos creado la Semana Nacional de la Concienciación sobre el Sueño. ¿Adivinas quién la patrocina? Has acertado: nuestros amigos de la industria farmacéutica.

MARIPOSAS NOCTURNAS EN LOS DORMITORIOS DE LOS NIÑOS

¿Has visto alguna vez el anuncio de la mariposa nocturna en el dormitorio? Para ser exactos, se trata de la *Actias luna* —la verde y hermosa mariposa nocturna del anuncio de Lunesta—. Cincuenta millones de personas invitaron a esta mariposa a su dormitorio en 2011, y la cifra crece rápidamente cada año.

Las compañías farmacéuticas no solo van detrás de los adultos. ¿Te creerías que ahora están comercializando somníferos para niños con la excusa de ayudarles a descansar con vistas al colegio? Recientemente, las farmacéuticas distribuyeron anuncios con imágenes de niños, pizarras y autobuses escolares. El anuncio rezaba: «Rozerem quiere recordarte que pronto llegará la vuelta al cole. Pregúntale a tu médico si Rozerem es bueno para ti.»

LA PESADILLA DE LA PÍLDORA PARA DORMIR

No debe sorprendernos que ahora descubramos que la encantadora *Actias luna* no sea tan útil como imaginábamos y que sus efectos no sean el material del que están hechos los sueños. Más bien las pesadillas. Los estudios demuestran que en cuanto empiezas a tomar somníferos, puede que necesites dosis cada vez mayores del fármaco para obtener el mismo efecto, y puede que ya no puedas dormir sin tomarlo. Si tratas de dejar de tomar somníferos, podrías sufrir síndrome de abstinencia (náuseas, sudores y temblores), o lo que ellos denominan «repunte del insomnio». Como resulta claro, es peor que el insomnio que sufrías antes de conocer a la mariposa nocturna. En su revelador libro *The Dark Side of Sleeping Pills* (El lado oscuro de las píldoras para dormir), el doctor Daniel F. Kripke presenta estudios que demuestran que estas píldoras pueden acortarte la vida, reducir la inmunidad a las enfermedades, aumentar el riesgo de cáncer y causar muerte súbita.

Pocos días después del estreno del exitazo de taquilla *Batman*, recuerdo la muerte trágica e innecesaria del joven y talentoso actor Heath Ledger, quien tal vez murió tratando simplemente de dormir bien una noche. Irónicamente, del presunto autor de la horrible masacre en un cine de Aurora, Colorado, se dice que tenía este mismo fármaco en su organismo. Es un precio demasiado alto por una píldora que solo hace que te duermas entre siete y dieciséis minutos antes de lo que lo haría una golosina, y que aumenta el tiempo total de sueño solo entre once y diecinueve minutos, según un estudio realizado en 2011.

Aunque los somníferos no son la respuesta, si no dormimos lo suficiente podríamos poner en serio peligro nuestra salud.

LOS INCONVENIENTES DE LA PRIVACIÓN DEL SUEÑO

¿Qué pasa cuando no duermes lo suficiente? La privación de sueño puede alterar tus hormonas del estrés, hacerte ganar peso (se come más cuando se está cansado), aumentar el azúcar en sangre, ponerte en riesgo de diabetes, debilitar tu sistema inmunológico, afectarte el ritmo cardíaco, comportar depresión y pérdidas de memoria, e incluso causarte daños cerebrales. La falta de sueño también te puede matar al instante en forma de accidente de coche: cada año mueren 71.000 personas porque el conductor se quedó dormido al volante. Está demostrado que la gente que duerme profundamente siete horas cada noche vive más tiempo.

El cerebro, el médico interno de tu cuerpo, no se va a dormir por la noche; en realidad trabaja al mismo nivel metabólico o superior que cuando estás despierto. Durante el sueño, el cerebro, que presta atención al mundo exterior durante el día, se pone a trabajar en la curación y reparación del mundo interior: la temperatura del cuerpo baja para ahorrar energía; la respiración profunda aumenta la aportación de oxígeno, y comienza el entretenimiento durante el vuelo en forma de sueños.

El cerebro solo dispone de unas pocas horas para reparar, reconstruir, sustituir y restaurar células del cuerpo que se han matado a trabajar durante el día y están agotadas (mil millones de células al día). Si no duermes profundamente o el tiempo suficiente que deberías, resulta claro el efecto negativo que esto tiene sobre este proceso curativo.

ALIMENTOS QUE AYUDAN A ECHAR UNA CABEZADA

Hay diversos alimentos que mejorarán tu sueño. Alimentos ricos en triptófano, un aminoácido con que el cuerpo crea sus propios somníferos (serotonina y melatonina), que a su vez ralentizan el tráfico nervioso y ayudan a dormir para que el cerebro pueda centrarse en las actividades curativas. Comidas con un alto contenido de triptófano son las bananas, el chocolate negro (75% o más de cacao), el trigo integral, la mantequilla de cacahuete orgánico, las setas (especialmente los champiñones, las setas de calabaza y los rebozuelos), los anacardos, las nueces de Brasil, las pipas de calabaza, las pipas de girasol, las pecanas, los higos secos, los dátiles secos, la papaya seca, la piña seca, la sandía, las cerezas y el apio. Algunos suplementos que también ayudan son la melatonina (la poción natural del sueño del cuerpo), la valeriana (una hierba que se utiliza desde hace siglos para tratar el insomnio), y el magnesio y el calcio, que relajan los músculos. Lo mejor es tomar magnesio y calcio en polvo. Yo tomo Ionic-Fizz Magnesium Plus para relajarme. Puedes encontrarlo en tu tienda de alimentación saludable o en nuestra página web, *www.SelfHealthRevolution.com.*

ALIMENTOS QUE TE MANTIENEN EN VELA POR LA NOCHE

Cuando se trata de dormir bien por la noche, es más importante lo que dejas de comer o beber que lo que comes o bebes. Hay algunos alimentos que te harán contar ovejas toda la noche.

La **cafeína** es un estimulante. Si tienes que acostarte a las once, deberías dejar de tomar cafeína a las tres de la tarde. El hígado tarda unas ocho horas en descomponer y eliminar la cafeína.

A menos que caigas totalmente borracho, el **alcohol** no te dejará dormir por la noche. Aunque parezca relajante de entrada, el alcohol interfiere en la producción de serotonina (un somnífero) de tu cerebro y te despertará a las pocas horas de haberte dormido.

Los **edulcorantes artificiales** son peores que el azúcar y no te dejarán pegar ojo en toda la noche. Aspartame y Nutra-Sweet contienen sustancias que excitan el sistema nervioso.

Diversas **medicaciones —con receta o sin ella—**, remedios para el resfriado, diuréticos, estimulantes y productos para perder peso, como Extra Strength Excedrin, Dexatrim, Vanquish y Dristan, te privarán de dormir por su elevado contenido en cafeína.

Para consultar una lista de alimentos que ayudan a dormir o que te roban el sueño, visita nuestra página web.

SECRETOS PARA COMBATIR EL INSOMNIO

Si existe una bala de plata contra el insomnio, es probable que sea el ejercicio. Hacer ejercicio cada día durante quince minutos o más estimulará más la serotonina de tu cuerpo que cualquier otra cosa que puedas hacer. Cuando te baja el subidón aeróbico entre cuatro y ocho horas más tarde, tu cuerpo anhela dormir de manera natural.

El dormitorio debería tener una temperatura entre los 18 y los 23 grados y estar lo más oscuro posible. Invierte en una cama, almohadas y sábanas cómodas. Evita la sobreestimulación de ver la tele o cualquier otra cosa que pueda excitar tus emociones. Cálmate con pensamientos y recuerdos positivos.

Inhala hondo y exhala lentamente; así ralentizarás tu ritmo cardíaco y te relajarás. Escucha música o sonidos suaves, escribe una entrada en o lee tu diario de agradecimientos, mira un vídeo reconfortante o escucha a un locutor que hable relajadamente. Rodéate de aromas somníferos. Un poco de lavanda en la almohada se ha demostrado que ayuda.

Tienes que encontrar la manera de dormir y de dormir bien si quieres triunfar con la Autosalud. Durante los próximos diez días, asegúrate de dormir al menos siete horas cada noche. No dejes que nada te lo impida. Ya me dirás si te sientes mejor o no. Este podría ser tu hallazgo más importante en Autosalud hasta el momento.

En estos momentos ya sabes muchas más cosas de las que sabías antes de empezar a leer este libro. Aún queda mucho por aprender en sus páginas, o en nuestra página web, y miles de fuentes más que descubrirás en tu viaje hacia la Autosalud. Por supuesto, aún no lo sabes todo, pero sí lo suficiente. Ha llegado el momento de comenzar tu Revolución de la Autosalud. ¿Estás listo para empezar? ¿Eres consciente de que tu vida ya nunca volverá a ser igual? Me pregunto a cuánta gente vas a influenciar con tu personal Revolución de la Autosalud.

Resumen de Autosalud: el reto de los diez días

5 cosas que tu cuerpo debe tener cada día (capítulo 10)
FEVPA: Fruta (come variado); **E**nzimas (amplio espectro); **V**erduras (come variado); **P**robióticos (amplio espectro); **A**ceites (de origen puro).

2 cosas que debes comer cada día para consumir FEVPA (capítulo 10)
Batido de Autosalud de 15 minutos (receta en el capítulo 15); Ensalada de Autosalud de 15 minutos (receta en el capítulo 15).

Siguientes pasos de Autosalud

- H_2O viva (bebe una trigésima parte de tu peso de agua alcalina).
- O_2 vivo (empieza con 15 minutos de caminar y respirar hondo cada día).

Más pasos de Autosalud mental y espiritual

- Discute con tus PNA (rebate los pensamientos negativos y sustitúyelos por otros positivos).
- Concede el regalo del perdón.
- Practica la gratitud (escribe cada día cinco cosas por las que te sientas agradecido en tu diario de agradecimientos).
- Duerme a diario siete horas de sueño profundo y reparador (utiliza los secretos de la Autosalud contra el insomnio).

14

Empieza una revolución

> Muchas personas mueren sin haber sacado la música que llevan dentro. ¿Y por qué? Porque se pasan toda la vida preparándose para vivir. Y sin que se den cuenta, el tiempo se agota.
>
> OLIVER WENDELL HOLMES,
> *ex juez del Tribunal Supremo de Estados Unidos*

UNO DE CADA CIEN MIL MILLONES

La Revolución de la Autosalud trata de ti. Se trata de que tomes el control de tu vida, tu corazón y tu salud y te conviertas en la persona que siempre has soñado ser y fuiste creado para ser. Piénsalo. Entre los aproximadamente siete mil millones de personas que viven actualmente y los cien mil millones que han vivido en el pasado, tú eres único. No eres ningún accidente, ni nada casual. En toda la historia jamás ha habido nadie exactamente igual a ti. Nadie puede duplicar tu ADN. Eres realmente único en tu especie. Uno de cien mil millones, para ser exactos.

Eres una obra de arte creada por Dios mismo. No eres ningún producto fabricado en serie en una cadena de montaje. Te han planificado deliberadamente, has sido creado por el Cielo como un regalo para el mundo. Tienes una canción que solo tú puedes cantar, una sinfonía que solo tú puedes componer, una partitura divina que el mundo tiene que escuchar. La Autosalud consiste en que te comprometas a cantar tu canción, componer tu sinfonía y tocar tu música mientras puedas. Consiste en decidir que no morirás sin cumplir tu destino y sin haber sacado tu música.

La Autosalud también tiene que ver con ayudar a los demás. Este libro es mi sincero intento de ayudarte. He puesto en él todo mi corazón tras horas y horas de investigación, estudio, contemplación e incluso algunas lágrimas, porque quiero que conozcas lo que yo he aprendido y cómo ha cambiado mi vida. Siento el profundo deseo de cambiar también tu vida y, aún más, cambiar las vidas de miles y tal vez millones de personas que puedan oír este mensaje gracias a ti.

ALGUNAS COSAS HAY QUE CREERLAS PARA VERLAS

Puede sonar idealista e ingenuo, pero ¿y si pudiéramos despertar a todo el mundo y que todas las personas reclamaran su Autosalud? ¿Y si pudiéramos convencerlos de que dejen de comer comidas falsas, de que cuestionen a sus médicos, de que digan NO a los fármacos y SÍ a los alimentos vivos? ¿Y si el ciudadano medio supiera todo esto que sabes tú ahora? ¿Qué pasaría con todos los niños que actualmente están destinados a la diabetes, la obesidad y los fármacos? ¿Qué podría pasar con los millones de personas que durante los próximos cinco años se harán una revisión habitual y descubrirán que tienen cáncer o alguna enfermedad cardíaca? ¿Qué pasaría con tu familia y amigos si supieran lo que tú sabes ahora? ¿Cuántas vidas podríamos salvar? ¿Cuántos destinos fallidos podríamos enderezar? ¿Crees que es posible lograr el cambio?

Imagínalo. Padres que viven para ver la boda de sus hijas. Madres que llegan a abrazar a sus nietos. Los niños ya no tendrían que visitar las tumbas de sus héroes. Imagina a gente de todas las clases sociales dejando los fármacos, repudiando los alimentos falsos, comiendo para vivir feliz y sana, viviendo la vida al máximo, sintiéndose en forma, llena de energía, envejeciendo sin decaer, viviendo hasta una edad avanzada, libres de dolor, enfermedades crónicas, médicos, hospitales y compañías farmacéuticas. ¿Es un sueño imposible? A veces, las cosas hay que creerlas para verlas.

Yo soy un soñador, pero no ingenuo. Soy consciente de que no podemos librar al mundo de enfermedades, penas, achaques y dolor. Pero si creemos realmente que darle a nuestros cuerpos lo que necesitan sanará las heridas que nos hemos autoinfligido, ¿no es razonable pensar que compartir estos conocimientos con tus seres queridos podría cambiar drásticamente sus vidas? Y, a medida que compartimos, más gente despertará y a su vez compartirá el conocimiento de la Autosalud con otros, aumentando exponencialmente su beneficiosa influencia.

SI YA HA SUCEDIDO, PUEDE VOLVER A SUCEDER

Tal vez empieza con una persona que se lo cuenta a otra; aumentan hasta ser un puñado, el puñado se convierte en grupo, el grupo en multitud, la multitud en masa, la masa da nacimiento a un movimiento, y el movimiento se convierte en revolución. Hubo un tiempo en que doce pescadores y un humilde carpintero judíos pusieron el mundo patas arriba en solo una generación. Una campesina francesa de diecinueve años que se llamaba Juana alzó una vez con valentía una bandera improvisada y repelió a los ejércitos de Inglaterra, reclamando su patria para siempre. Un anciano indio bajito, calvo y cansado llamado Gandhi rompió las cadenas de la tiranía inglesa y liberó a su pueblo de la nación más poderosa de su época. Una humilde ama de casa de mediana edad, Rosa Parks, se negó a ceder su asiento en un autobús y desencadenó un movimiento que ha llevado a la libertad y la igualdad de millones de personas y ahora a tener el primer presidente negro de Estados Unidos. Son solo unos pocos de los miles de ejemplos que podría recitar. La moraleja es sencilla: si ya ha sucedido antes, puede volver a suceder.

UN SECRETO QUE DEBERÍAS COMPARTIR

Esta Revolución de la Autosalud no tiene que ver con dinero, fama, poder o éxito. No pretendo ser el próximo gurú de la comida saludable ni un mediático de la autoayuda como Tony Robbins. Esta revolución consiste en ayudar a la gente y en cambiar vidas. Aquí el protagonista es la fuerza de esta información y el mensaje de la Autosalud. Lee este libro, ponlo a prueba, intenta el estilo de vida de la Autosalud durante diez días, pon en práctica estas enseñanzas, y si obtienes resultados, si cambia tu vida, únete a nuestra Revolución de la Autosalud. No te guardes un secreto tan grande para ti. Cuéntaselo a la gente que conoces y que te importa. Necesitan este mensaje. Comparte el libro. Visita nuestra página web. Suscríbete a nuestros boletines informativos y vídeos. Ven a nuestros seminarios y trae a gente a la que ames. Necesitan descubrir el secreto de la Autosalud.

En muchos sentidos, el éxito de esta revolución no está en mis manos. Lo confío a las tuyas. Al final, serás tú quien decida si ganamos o perdemos esta batalla contra los elementos avariciosos y oscuros de nuestra sociedad que ponen el beneficio económico por delante de las personas, el dinero por delante de la moralidad y la salud. Sin duda vencerán si no actuamos. Quién sabe cuánto peor puede llegar a ser para nuestros hijos y nietos. Así que pruébanos, inténtalo y luego únete a nosotros y juntos seremos quienes haremos algo para salvarnos y empezar la Revolución de la Autosalud.

NO HAY GURÚS DE LA AUTOSALUD

Quiero agradecerte que cuides tanto de ti mismo y de tus seres queridos como para tomarte el tiempo de leer este libro. Mientras escribo estas últimas palabras de esta larga carta, siento que he llegado a conocerte y confío en que tú sientas que sabes un poco más de mí. Te aseguro que no soy nada del otro jueves. Tengo miedos, debilidades y defectos, y me equivoco como todo el mundo.

La fuerza y la verdad de este libro no se hallan en mí, ni en mis credenciales ni en los miles de personas que han contribuido con sus conocimientos sobre Autosalud directa o indirectamente. La fuerza de este mensaje procede de verdades eternas que han pasado de generación en generación, de las que solo soy un modesto mensajero. Son enseñanzas que en el fondo del corazón sabemos que son verdaderas.

En definitiva, está en tu mano demostrar si el mensaje es verdadero o falso. Mi deseo para ti es que encuentres efectivamente tu Autosalud y compartas este mensaje con el máximo de gente posible. Si nos encontramos aquí en la Tierra o en

Yo soy solo uno, pero aun así soy uno. No puedo hacerlo todo, pero aun así puedo hacer algo; y como no puedo hacerlo todo, no me negaré a hacer ese algo que sí puedo hacer.

EDWARD EVERETT HALE, ESCRITOR Y TEÓLOGO ESTADOUNIDENSE

algún lugar celestial, espero que puedas contarme que he marcado un antes y un después en tu vida y que quieras considerarme tu amigo.

Por favor, no dudes en ponerte en contacto conmigo con tus comentarios, preguntas, ideas o testimonios: JMichaelZenn@gmail.com.

LA AUTOSALUD ESTÁ EN TUS MANOS

Se cuenta una historia antigua de un sabio chino con una barba larga y blanca que vivía en lo alto de las montañas. Era famoso en todo el reino por su sabiduría. Un día dos chicos jóvenes decidieron poner a prueba la sabiduría del anciano. Atraparon un pajarillo en el bosque y escalaron la montaña durante varios días en busca del viejo sabio. Cuando lo hallaron, se plantaron desafiantes ante él y dijeron: «A la espalda sostenemos un pajarillo en nuestras manos. Dinos, con tu gran sabiduría, ¿el pájaro está vivo o muerto?»

El anciano se arrodilló en el suelo y empezó a escribir algo en la arena con el dedo. En su inmensa sabiduría, sabía que si decía que el pájaro estaba muerto, los chicos abrirían las manos y el pájaro echaría a volar. Si decía que estaba vivo, lo aplastarían entre sus manos para poner fin a su vida.

El anciano se quedó mirando el suelo unos minutos más, luego levantó lentamente la cabeza y dijo: «Que el pájaro viva o muera no tengo que decirlo yo. Mirad, hijos míos, el destino de ese pajarillo no depende de mí; su destino está en vuestras manos.»

Ya tienes la Autosalud en tus manos. Confío en que la mantengas con vida.

15

Recetas de Autosalud

> Ha llegado el momento de empezar a
> vivir la vida que has imaginado.
>
> HENRY JAMES

TRES AÑOS DE RESULTADOS DEMOSTRADOS

Las siguientes recetas las he creado a lo largo de tres años
de pruebas y resultados demostrados. Yo consumo la mayoría de ellas a diario. Son deliciosas, potentes y la base de mi
propia Autosalud. Cada receta contiene más sustancias químicas vegetales y nutrientes de los que la mayoría de la gente
ve en meses o incluso años. En la mayoría de los casos he incluido una versión rápida y sencilla y otra versión más potente, por la que puedes empezar o llegar a ella gradualmente.

SÉ FLEXIBLE

Recomiendo que utilices ingredientes orgánicos siempre
que sea posible, aunque entiendo que algunos alimentos or-

gánicos pueden resultar demasiado caros o no se encuentran en tu región. Estas recetas no son rígidas. Si hay un ingrediente que no te gusta, sustitúyelo por otro. Con el tiempo, estas recetas evolucionarán para convertirse en tu receta. Estoy seguro de que descubrirás combinaciones todavía mejores. Espero que compartas estos descubrimientos conmigo, para que el equipo de Autosalud pueda compartir tus secretos culinarios con futuros lectores. Me hará muy feliz reconocer tu contribución en nuestro boletín o en nuestra página web, que tiene archivos imprimibles de todas las recetas, y puedes registrarte para un anticipo de *El libro de cocina de la Autosalud*, que se editará pronto.

HERRAMIENTAS DE AUTOSALUD

Las únicas herramientas de Autosalud que necesitarás para empezar son una batidora, un buen pelador de verduras, una tetera o cafetera, bolsas herméticas para congelar, plástico de envolver y una ensaladera. Mis batidoras favoritas son Vitamix y BlendTec. Son más caras pero duran para siempre y pueden triturarlo casi todo. Consulta nuestra página web para más información.

BATIDO Y ENSALADA ANTES QUE NADA

Bébete el Batido de Autosalud en cuanto te levantes por la mañana. Hazlo antes de ir al trabajo y antes de comer otra cosa. La Ensalada de Autosalud es genial para las comidas y como entrante de la cena antes de tu pescado salvaje, tu tofu, o tu ternera o pollo ecológicos. Elige tu propio aliño para la ensalada. Intenta ser saludable en tu elección del aliño, aunque en esto me permito ser un poco indulgente. Basta con que no te vuelvas loco. Recuerda: come estas ensaladas en el almuerzo y la cena antes de comer otra cosa. Come tanta como quieras. Una vez que te enganches a estos alimentos vivos, nada te parecerá comparable. No te preocupes si te saltas un día. Basta con que vuelvas al Batido y la Ensalada de Autosalud lo antes posible.

Superbatido de Autosalud (2-3 raciones)

Si no puedes encontrar frambuesas o moras, sustitúyelas por arándanos y fresas. Congeladas también van bien, especialmente si se han cosechado silvestres.

½ taza de arándanos
½ taza de fresas
½ taza de frambuesas
½ taza de moras
½ mango pelado y cortado
½ kiwi orgánico pelado
½ albaricoque pelado
½ taza de cerezas deshuesadas
½ taza de piña recién cortada
½ plátano
1 cápsula triturada de probiótico Nature's Way Primadophilus
2 cucharadas de aceite de pescado omega-3 Nordic Naturals o Carlson
2 cucharadas de polvos Vibrant Health Green Vibrance
¼ de taza de gel de aloe vera Lily of the Desert (solo Inner Fillet)
¼ de taza de zumo de cereza negra (no de concentrado)
¼ de taza de zumo de granada (no de concentrado)
¼ de taza de zumo de uva (no de concentrado)
¼ de taza de zumo de arándano (no de concentrado)

¼ de taza de zumo de naranja o de manzana (no de concentrado)

20 gotas de extracto de clavo orgánico (HerbPharm)

56 g de té verde (puedes utilizar las hojas de té sobrantes de la tetera)

1 o 2 cucharadillas de miel cruda al gusto

Para un Ultrabatido de Autosalud, añade Genesis Fusion 4 (goji, acai, noni y mangostán).

Ensalada de Autosalud de quince minutos (8-10 raciones)

Echa los siguientes ingredientes en una ensaladera y mézclalos bien. Puedes utilizar plástico transparente de cocina como tapadera reutilizable para el cuenco. Utilizarás esta mezcla como base de ensalada durante los próximos días. Para llevarla al trabajo, pon la ensalada en un cuenco o bolsa hermética con el aliño al lado. Yo me como esta fantástica ensalada dos veces al día antes de comer otra cosa (una vez en la comida y otra en la cena).

Caja de 140 g de ensalada de hierbas frescas orgánicas Earthbound Farms

Caja de 140 g de brotes de espinaca orgánicos Earthbound Farms

Caja de 140 g de brotes de rúcula orgánicos Earthbound Farms

Paquete de 280 g de uva o tomates cherry orgánicos

300 g de brócoli, zanahoria y coliflor orgánicos troceados

Superensalada variada de Autosalud (10-12 raciones)

Añade estos ingredientes a la ensalada de Autosalud de quince minutos.

Paquete de 110 g de brotes de brócoli (marca Brocco-Sprouts) o ensalada variada BroccoSprouts (brócoli, clavo y hojas de rábano)
Paquete de 11 g de menta orgánica (deshojada)
Paquete de 11 g de albahaca orgánica (deshojada)
Paquete de 11 g de romero orgánico cortado fino
Manojo de 140 g de cilantro fresco cortado

¿Quieres llevar tu Autosalud a cotas aún más altas? Arregla tu ensalada individual con cebollas, pimientos (amarillo, rojo, naranja, blanco), pepinos, setas y espárragos troceados.

Hazla subir a otra dimensión nutritiva añadiéndole rábanos, okra, boniatos, remolacha (amarilla y roja), raíz de apio, raíz de jengibre y raíz de cúrcuma. Si trituras las verduras, guarda los restos en una bolsa hermética y espárcelos sobre tus ensaladas individuales para estimular tu Autosalud.

TÉ VIGORIZANTE

Un té vigorizante es algo que puedes empezar a tomar por la mañana e ir bebiéndolo todo el día hasta más o menos las tres de la tarde, para que luego no te quite el sueño. Es un sustituto magnífico del café y, como su nombre indica, te dará vigor. Sentirás un flujo regular de energía y claridad mental todo el día. Si no tienes dinero para comprar tés de hoja entera, puedes probar con marcas no tan caras como Numi en la tienda de alimentación saludable más cercana. Lo importante es que le des a tu cuerpo a diario el espectro completo de distintos tés. Cada té tiene una composición química única que estimula de un modo diferente. La receta suprema será simplemente el té más potente que puedas encontrar. Si lo pruebas, verás lo que quiero decir. Yo me bebo una tetera a diario.

Té verde vigorizante de Autosalud

Mezcla las hojas enteras de té en un recipiente y resérvalo. Utiliza dos bolsitas de té o dos cucharadillas por cada taza de agua. Para prepararlo, calienta el agua hasta unos 60 °C o ligeramente demasiado caliente al tacto. No hiervas ni calientes excesivamente el té o destruirás las enzimas y nutrientes que necesitas. Deja las bolsitas o las hojas sueltas de té en la tetera para obtener una infusión más rica y potente. Si eres como yo y más intrépido acerca de tu Autosalud, bébete el té sin filtrarlo y mastica las hojas de té para beneficiarte aún más de los nutrientes vegetales. Bebe de una a cuatro tazas al día.

MEZCLA ECONÓMICA	MEZCLA SUPREMA
Té blanco	Té de hoja entera Republic of Tea
Té verde	Té blanco Silver Rain
Té verde rooibos	Té negro Golden Yunan
Té chai	Té oolong lechoso
Té oolong	Té verde Dancing Leaves
	Té verde silvestre crudo orgánico
	Verde Matcha (no hoja entera)

MEGACÓCTEL DE FRUTOS SECOS

El megacóctel de frutos secos es un tentempié sumamente potente que puedes masticar durante todo el día e incluso por la noche. Al ser un cóctel tan denso, tal vez convenga que comas solo unos gramos cada vez. También puede ser un buen sustituto de los postres y una buena manera de saciar los antojos. Compara los ingredientes con cualquier cóctel de frutos secos del mercado y descubrirás que los supera de lejos.

Megacóctel de frutos secos de Autosalud (10-12 raciones)

Mezcla los ingredientes siguientes y guárdalos en una bolsa hermética grande para que se mantengan frescos.

2 tazas de pipas de girasol crudas
1 taza de pipas de calabaza crudas
1 taza de nueces de Brasil crudas
1 taza de almendras crudas
½ taza de pipas de lino crudas
1 taza de bayas de goji secas
1 taza de cerezas secas
1 taza de uvas pasas
1 taza de arándanos secos
1 taza de albaricoques secos
1 taza de ciruelas pasas

GUACAMOLE A LOS TRES PIMIENTOS

El guacamole a los tres pimientos es una de las salsas más sabrosas de todos los tiempos. Es puro alimento crudo, cargado de nutrientes y una receta genial para presentar los alimentos vivos a tus invitados. Puedes utilizarlo como salsa o untarlo sobre un pescado salvaje, huevos orgánicos, tofu marinado, o bistec o pollo ecológicos a la parrilla. Si lo tomas como salsa, te recomiendo que utilices chips azules de maíz orgánico. Garden of Eatin' es una marca que me gusta mucho. Yo preparo este plato fabuloso dos o tres veces por semana.

Guacamole a los tres pimientos de Autosalud

Mezcla los siguientes ingredientes en un cuenco grande. Deja las semillas de aguacate en la mezcla (permite que los aguacates se mantengan frescos más tiempo). Utilízalo como salsa, guarnición o aderezo. Cómelo como salsa con chips azules de maíz orgánico. Guárdalos en una bolsa hermética para llevarlos al trabajo o comerlos más tarde como tentempié.

      3 aguacates orgánicos maduros, cortados a dados
      ½ cebolla roja cortada
      1 manojo de 140 g de cilantro fresco cortado
      1 tallo grande o 2 pequeños de apio, cortado fino
    280 g de tomates cherry orgánicos
      4 dientes de ajo fresco, triturado
     ⅛ de taza de zumo de lima recién exprimido
    1 o 2 cucharadas al gusto de miel oscura cruda
      1 cucharadilla de granos de pimienta recién molidos
      1 cucharadilla de sal condimentada Lawry (o sal condimentada genérica)
      1 cucharadilla de salsa a la pimienta con ajo (o salsa a la pimienta)
      2 pimientos serranos frescos, cortados finos
      1 chile amarillo, cortado fino
      1 chile jalapeño fresco pequeño, cortado fino (añadir al gusto)
    Un pellizco de curry (añadir al gusto)

¿CUÁLES SON LOS ALIMENTOS VIVOS DE TU PLATO?

Es importante darle a tu cuerpo tanto alimento vivo como sea posible. Fíjate en tu plato. ¿Cuánto alimento vivo hay? Mira el menú. ¿Qué alimentos vivos hay en el menú? Procura comer al menos un 80% de alimentos vivos. Si vas a comer algo muerto, come antes los alimentos vivos y limita los alimentos muertos al 20% de lo que ingieres.

Diviértete con las comidas vivas. Descubre nuevas recetas que te entusiasmen. Conviértete en un alquimista de la comida y crea tus propias fórmulas. Recuerda que la variedad es la salsa de la vida y la clave de tu salud, y en consecuencia incluye tantos ingredientes como puedas.

16

Los revolucionarios de la Autosalud

Ha llegado la hora de despertar y vivir
la vida que siempre has soñado

DOS AMIGAS DEL TRABAJO Y 45 KILOS: ROSETTA FRALEIGH Y TRACY DAVIS HARMON

La historia de Rosetta

Soy una madre, esposa y empresaria de éxito muy ocupada. Dirijo mi propio negocio, en el que tengo empleadas a catorce mujeres. Hace pocos meses me miré en el espejo y no me gustó la imagen que me devolvió. No estaba obesa, pero sí tenía mucho sobrepeso. Aunque lo camuflaba bien, no estaba contenta conmigo misma. Una amiga me dejó un libro y me dijo que tal vez me convendría leerlo. Se titulaba *La Revolución de la Autosalud*. ¡Lo leí y finalmente lo entendí! Decidí aceptar el reto de los diez días y mi vida cambió.

Aquella noche, después de que mi hijo se negara a cenar lo que yo hasta entonces pensaba que era una comida sana, se me acabó la paciencia y tiré toda la comida basura que tenía en casa. Fui al supermercado y llené la nevera y la despensa con alimentos vivos, frescos y maravillosos, los alimentos con que yo misma había crecido. Finalmente até cabos: si le daba a mi cuerpo lo que necesitaba, dejaría de tener hambre. Me enamoré de toda clase de frutas y verduras. Increíblemente, tal como ponía en el libro, empecé a desear esta clase de alimentos nutritivos, y mi apetito por dulces, azúcares y comida basura se apagó hasta casi desaparecer. Perdí peso aparentemente sin esfuerzo. Mi madre siempre me decía que no se puede perder peso sin hacer ejercicio (era corredora de maratones), pero esta vez le demostré que estaba equivocada.

¡En diez semanas perdí dieciocho kilos! Ahora peso menos que el día de mi boda. No tengo palabras para expresarle mi enorme gratitud al señor Zenn y a su libro. Algunos de mis parientes no podían creerse lo rápidamente que estaba perdiendo peso y temían que estuviese enferma. Las mujeres de mi empresa empezaron a notar mis energías renovadas y mi fantástica nueva silueta. Todas querían saber qué dieta estaba siguiendo. Yo les decía: «No es una dieta. Es una forma distinta de pensar en la comida.» Todas querían saber más, así que empecé a contarles mi caso y dejarles el libro. Una de las personas a las que les dejé el libro fue a mi muy dulce aunque escéptica amiga desde los quince años, Tracy Harmon. Ella estaba haciendo dieta, pero como muchas otras dietas era difícil de seguir y la verdad es que no le estaba funcionando.

La historia de Tracy

Observé que mi amiga y compañera de trabajo Rosetta estaba perdiendo peso en serio y se la veía magnífica de aspecto y de ánimos. Todas nos preguntamos: «¿Qué estará haciendo?» Creíamos que seguía alguna nueva dieta. Yo misma estaba a dieta tratando de perder peso y se lo pregunté. Me habló de un libro que había leído, *La Revolución de la Autosalud*, y cómo la estaba ayudando a perder peso rápidamente y lo bien que se sentía. Por supuesto, yo me lo tomé con escepticismo y cautela. Incluso temí que estuviera enferma. Todo parecía demasiado rápido y fácil. Ella me había visto luchar contra mi peso, midiéndome y pesándome, pasando hambre y frustrada, y abandonando una dieta tras otra. Había llegado a un punto en que me encontraba mal física y mentalmente, deprimida y en general me sentía fatal de estar en mi cuerpo. Así que, conociéndome como me conoce, me dijo: «Eres más terca que una mula. Lee el libro y a ver si aprendes algo, aunque sea solo una cosa.»

Yo creía que esto de comer alimentos vivos no era para mí. Me encantaban las gaseosas. Yo sabía que podía adelgazar simplemente pesándome y siendo estricta. Pero se la veía tan emocionada y feliz que me dije: qué diablos, pruébalo para desengañarte.

El libro me abrió los ojos. Empecé por el batido. Ahora peso 25 kilos menos y os juro que a los cuarenta años me siento como una chavala. Comer alimentos vivos es todavía más fácil que comprar comida rápida. Ya no me peso. Ni me mido la barriga y los muslos. Como cuando tengo hambre, y mis papilas gustativas están fascinadas con lo bien que vuelve a saber la comida. Me voy de vacaciones y sigo perdiendo peso. Ya no me apetecen las comidas malas como antes, y cuando las como, busco la manera de comer enseguida algo mejor y más saludable. Rosetta inventó una fabulosa receta de bollitos proteínicos y ahora toda la oficina se ha vuelto adicta.

La gente a mi alrededor me dice: «¡Vaya! Sea lo que sea lo que estás haciendo, te va bien. Sigue así. Es fantástico verte tan a gusto y feliz.» Todavía tengo peso que perder, pero esta vez la sensación es diferente. Sé que no es un *esprint*, sino una maratón. ¡Y no solo voy a completarla, sino que voy a ganar! De hecho, estoy ganando por primera vez desde que tengo uso de memoria.

Mi amiga Rosetta y yo le hablamos a todo el que quiera escuchar de la Revolución de la Autosalud y del cambio maravilloso que ha provocado en nuestras vidas. Así que te ruego que te leas el libro, aceptes el reto de los diez días y aprendas algo de él, aunque solo sea una cosa. ¡Una sola cosa podría cambiar tu vida!

UN AUTÉNTICO SUREÑO: RICKY PITTMAN, ESCRITOR, NARRADOR Y CANTANTE FOLK

Yo me considero un tipo normal y corriente, nacido y criado en el sur. Nunca he sido un maníaco de la salud ni he comprado en tiendas especializadas, y tampoco mis amigos y parientes. Básicamente seguía la dieta tradicional que comían mis padres y abuelos, que también se criaron en el sur. Sin saber por qué, año tras año me encontraba más gordo y enfermo, como la mayoría de mis amigos y familiares. Ciertamente no me había dado cuenta de lo mucho que había cambiado la alimentación durante las últimas dos décadas.

Hace pocos meses tuve la suerte de recibir como regalo el libro de J. Michael Zenn, *La Revolución de la Autosalud*, que ha cambiado para siempre mi perspectiva sobre la comida, las dietas y la salud. Yo dejé de fumar hace pocos años. El año que dejé el tabaco me engordé casi veinte kilos y tuve que empezar a medicarme por la presión arterial y el colesterol. No hace falta que diga que me deprimí y empezaba a sentirme impotente respecto a mi nuevo yo gordo. Me había criado con comidas procesadas y las fritangas grasientas del sur. Me había creído invencible y no susceptible a los estragos de la mediana edad y un estilo de vida indisciplinado. Leí el libro de Michael y, ¡caramba!, me despertó. Me hizo ver que necesitaba una revolución.

La sencillez de sus recomendaciones de sentido común y la lógica de su mensaje tenían mucho sentido. Empecé a reducir la mayoría de las comidas «muertas», a beber más y mejor agua, a hacer más ejercicio y a comer alimentos lo más «vivos» posible, y como resultado y aparentemente sin esfuerzo reduje mi cintura de 101 cm a 91, y ya voy por los 80. Nunca habría imaginado que reduciría la talla de mis calzoncillos. Mi energía ha aumentado.

Todavía me queda por mejorar, pero pienso seguir con el único plan de salud que he visto que tiene sentido y se puede adaptar a mi estilo de vida y a mi profesión, que me lleva a estar asiduamente en la carretera. Como escritor y lector ávido, he hojeado muchos libros sobre salud y dietas, pero este es el único que recomendaría a otros. Curiosamente, todavía no me considero un maníaco de la salud, pero ¡ya he comenzado mi propia Revolución de la Autosalud!

UNA FIGURA DEL ATLETISMO: TIM THIGPEN

Hay personas que siempre han podido comer lo que les apeteciera, sean los pocos afortunados que nunca engordan o los que simplemente queman las calorías con el ejercicio. Yo entraba en la segunda categoría.

Practicar deportes en el instituto y luego tenis en la facultad me había mantenido en forma y listo para enfrentarme al mundo profesional cuando me graduase. El único ejercicio que nunca dejé de hacer fue correr. Desde 1979, cuando acabé la carrera universitaria, hasta 2008 corría varias veces a la semana (algunas semanas corría todos los días), y comía todo lo que me apetecía. Comidas rápidas, procesadas y baratas como las alitas de pollo me hacían feliz. A decir verdad, la comida orgánica ¡me daba un poco de miedo!

Estaba en el complejo turístico de Lake Lanier, cerca de Atlanta, pasando un fin de semana de descanso cuando vino Michael Zenn a pasar el domingo por la tarde en la piscina. No dejaba de hablar de su cruzada por la salud y la nutrición y la «comida viva». No pude hacerle cambiar de tema. «¿Sabes lo poco nutritivo que es un salmón de piscifactoría? ¿Sabes qué contiene realmente la margarina? ¡Unas Pringles no son comida de verdad!» Cuando pedí unas alitas con salsa picante en el bar de la piscina, me miró y me dijo: «¿Quieres que te hable de los efectos secundarios de las hormonas de crecimiento?»

Sinceramente, pensé que Michael era un plasta, pero al final me convenció de que pusiera a prueba sus teorías. «De acuerdo —le dije—, leeré el libro y cumpliré tu reto de los diez días. Mañana mismo empiezo con una dieta de comidas orgánicas, criadas al aire libre, no procesadas, etcétera, etcétera. Y ya veremos.» Mi primera idea fue que, como corría la mayoría de los días, y más concretamente como durante los últimos años había corrido cinco miles, diez miles, medias maratones y maratones, tenía un punto de referencia perfecto del impacto que este cambio de alimentación pudiera tener o dejar de tener en mí y en mi rendimiento. Mi segunda idea fue: ¿qué sabor tendrá esta comida? Creía que las comidas *light* o bajas en calorías eran sosas e insípidas. Sentirme más joven, más fuerte y más rápido me interesaba, sin duda, pero ¿qué iba a tener que comer para lograrlo? ¿Y funcionaría?

Fue entonces cuando Zenn rebuscó en su bolsa de comida y sacó una salsa que llamó guacamole a los tres pimientos (una receta de su libro). Era un conglomerado crudo (alimentos vivos) y multicolor de pimientos, cebollas, aguacates, tomates, miel y otras cosas, con el aroma sorprendente del cilantro. ¡Un sabor y, vaya, ya estaba enganchado! Fui a casa y leí *La Revolución de la Autosalud*, ¡y ya hace casi cuatro años que la revolución es diaria! No solo obtuve unos resultados deportivos claros y medibles que puedo compartir contigo, sino que sencillamente me enamoré de la comida y el estilo de vida de la Autosalud.

También me sorprendió leer en el libro de Zenn la historia de Jim Fixx, el padre del *footing* moderno, que aunque corría ocho kilómetros cada día cayó fulminado por un ataque al corazón provocado por su dieta. Entonces me di cuenta de que tal vez estaba en forma, pero en absoluto sano. También me impresionó leer que, en algunas culturas, los corredores y atletas mejoran y corren más con la edad gracias a la dieta que siguen.

He aquí la lista de cosas que empecé a experimentar de inmediato (o a no experimentar):

Ausencia de sensaciones de HARTAZGO
Ausencia de sensaciones de HAMBRE
Ausencia de DESEO de comidas malas (alitas, etc.)
Ninguna necesidad de FÁRMACOS
Ninguna ENFERMEDAD
Ninguna NECESIDAD DE SIESTA por la tarde
Experiencias maravillosas en el váter
Ninguna necesidad de pildoritas azules (ya lo imaginas)

Pero ¡pongámoslo realmente a prueba! Mientras crecía, mi abuela y mi madre procuraban que empezara el día con una cafetera, como hacían ellas. Me encanta el café, he llegado a depender de él y nunca me había arriesgado a sentir el mono de mi dosis matutina de cafeína. ¿Iba a sustituir esta nueva alimentación el subidón que me daba cada mañana mi pelotazo de café? ¿Podría lograrlo durante un mes?, me preguntaba. ¿Y cuáles serían los efectos? Así pues, durante un mes ni una gota de café tocó mis labios. Tomaba un vaso de Batido de Autosalud y alimentos vivos cada mañana y nunca observé ninguna dificultad ni diferencia. De hecho, me sentía con más energía que nunca.

Soy consciente de que esto que digo lo puede decir cualquiera, sea verdad o no. Mucha gente cuenta cosas similares en los anuncios de la tele. Sin embargo, lo que diré a continuación no se puede inventar.

Aunque he sido un corredor entusiasta durante la mayor parte de mi vida y que durante mis primeros cuarenta competí en carreras locales, soy mucho más rápido ahora con cincuenta y tantos de lo que era con cuarenta y tantos. Y lo único que cambié fue el reto de los diez días y un estilo de vida de Autosalud basado en el libro *La Revolución de la Autosalud*. Aquí tienes la prueba:

Año	Carrera	Lugar	Edad	Resultado/ Puesto
2003	5.000 Run Downtown	Greenville, Carolina del Sur	45	21:10 / No clasificado
2009	5.000 Run Downtown	Greenville, Carolina del Sur	51	19:20 / 1.º en su edad
2004	5.000 Grasshopper	Cowpens Battle Field	47	21:55 / No clasificado
2009	5.000 Grasshopper	Cowpens Battle Field	51	19:11 / 1.º en su edad
2005	5.000 Spinx Run Fest	Greenville, Carolina del Sur	47	21:24 / No clasificado
2010	5.000 Spinx Run Fest	Greenville, Carolina del Sur	52	19:04 / 1.º en su edad
2004	Maratón Philly	Filadelfia, Pensilvania	46	4:10:33
2011	Maratón Thunder Road	Charlotte, Carolina del Norte	53	3:16:17 / Clasificado para la maratón de Boston

Ya en 2010 empecé a probar con la bicicleta. En 2011 decidí llevar mi reto de la Revolución de la Autosalud a los triatlones. En mi primer año, a los cincuenta y cuatro años (grupo de edad 50-54), estos fueron mis resultados de triatlón:

Primero de mi grupo de edad en mis primeros cuatro triatlones.

Clasificado entre los tres primeros de mi grupo de edad de Carolina del Sur.

Me clasifiqué y participé en los Campeonatos Nacionales por Edades de Estados Unidos.

Clasificado entre los cien primeros de mi grupo de edad de Estados Unidos.

Conclusión: cuando estaba sentado junto a la piscina en Lake Lanier, con cincuenta años cumplidos, era un ávido corredor y no tenía sobrepeso, pero no podía alcanzar a mis semejantes. Cinco años después, no me pueden alcanzar ellos a mí. Lo que cambié, y los resultados obtenidos, se incluyen en *La Revolución de la Autosalud.* Por mis resultados, a menudo me piden que haga presentaciones y aconseje a atletas de todo el país para enseñarles cómo mejorar realmente su rendimiento gracias a la Autosalud a medida que se hacen mayores.

La Autosalud que propone Zenn puede significar un impacto que te cambie la vida más allá de adelgazar y gozar de una salud magnífica. Me resulta increíble sentirme a mis cincuenta y tantos más joven, más fuerte y más rápido cada día que pasa.

UN ESTUDIANTE DE MEDICINA Y DEPORTISTA UNIVERSITARIO: MACK LORDEN

Tengo dieciocho años y curso mi primer año de universidad. Me alegra poder decir que el libro *La Revolución de la Autosalud* parecía escrito exactamente para mí. Lo leí de un tirón.

Esta carta es un testimonio del capítulo «El secreto de la felicidad: gratitud y perdón». El libro tuvo un profundo efecto en mí y en mi futuro. Actualmente estudio en la Universidad Estatal de Ohio y curso dietética médica. En el instituto siempre me interesaron las clases de anatomía y de química. También era el capitán del equipo de fútbol americano. Pero la característica que ahora me diferencia de los demás es mi Autosalud.

Al principio fue duro. En el instituto, todos los días me llevaba un almuerzo consistente en fruta y pavo. Casi cada día me sentía tentado por la comida falsa del instituto y por las miradas y preguntas perplejas de mis amigos, pero no sé cómo logré mantener la disciplina y la Autosalud. No solo mis almuerzos eran saludables, sino también mis desayunos y cenas. Supongo que comencé a comer sano porque empezaban a sobresalirme los abdominales y yo quería tener una bonita musculatura. (Ya sabes cómo es esto de ser adolescente y las chicas.) También me di cuenta de que tenía más resistencia que mis compañeros del equipo de fútbol americano gracias a mi mejor alimentación y al estilo de vida de la Autosalud.

Soy un buen estudiante y he pensado a menudo en hacerme médico o estudiar farmacia. Leer el libro no solo me ha iluminado sobre estas industrias y profesiones, sino que también me ha dado esperanza y consejos sobre cómo puedo cambiar el futuro. Me di cuenta de que no quiero vivir a base de píldoras, sino a base de cosas naturales y de este saludable estilo de vida. Y quiero animar a otros a lograrlo conmigo. Quiero sentirme más fuerte y más sano cada día cuando me haga mayor.

Yo sabía que tenía la disciplina para cuidar mi salud, pero no tenía la sabiduría hasta que leí *La Revolución de la Autosalud*. Aprendí muchas cosas del libro de Zenn y le agradezco el tiempo que dedicó a reunir toda esta información. Leí la parte del reto de los diez días y me dije: «Qué narices diez días, lo probaré durante toda mi vida.»

A estas alturas ya se habrá dado cuenta de hasta qué punto ha cambiado mi futuro la Revolución de la Autosalud. Ahora ya tengo claro lo que quiero hacer con mi vida. Una vez más, señor Zenn, muchas gracias. Sé que no soy el único que ha descubierto en su libro un salvavidas. Espero que la Revolución de la Autosalud continúe frustrando las dietas terribles, las comidas falsas y los hábitos insensatos de los estadounidenses. Creo firmemente que este estilo de vida puede y debe convertirse en una revolución. Solo es cuestión de tiempo. Yo me uniré ahora a esta revolución y aún más cuando me gradúe en la universidad. Adelante con la lucha, señor Zenn, por su bien y por el nuestro.

UNA TENISTA ADOLESCENTE: SAMANTHA BALANEVSY

La Revolución de la Autosalud es uno de los libros más inspiradores que he leído. Sus detalles y explicaciones precisas me mostraron el problema desde una nueva perspectiva. Soy una chica de dieciséis años y creo que todos los adolescentes deberían leer este libro.

Yo lo acabé en un solo día y cambió realmente mi punto de vista sobre esta cuestión. Si todos los adolescentes leyeran este libro, podría comportar un cambio revolucionario en las cuestiones de salud.

Uno de mis sueños es acabar con la obesidad en Estados Unidos. Creo tanto en la Revolución de la Autosalud que hace poco le mandé una carta a Michelle Obama porque sé que está preocupada por frenar esta epidemia de la obesidad. Creo que este libro podría acercarnos un poco más a este cambio.

Referencias

Los siguientes libros han sido de gran ayuda. Te los recomiendo para tu biblioteca personal. Muchos de estos títulos están disponibles en nuestra página web, www.SelfHealthRevolution.com.

Bowden, J., *150 Healthiest Foods on Earth* (Los 150 alimentos más sanos de la Tierra), Fair Winds Press, Gloucester, Massachusetts, 2007.

Campbell, T. C. & Campbell, T. M., *El estudio de China*, Editorial Sirio, Málaga, 2012.

Canfield, J., *Los principios del éxito*, RBA, Barcelona, 2005.

Diamond, H. & Diamond, M., *La antidieta*, Urano Ediciones, Barcelona, 1987.

Fuhrman, J., *Eat to Live* (Comer para vivir), Brown, Boston, 2003.

Hanley, J. L. & Deville, N., *Tired of Being Tired* (Cansado de estar cansado), Berkley, Nueva York, 2001.

Hyman, M. & Liponis, M., *Ultra Prevención*, Norma Editorial, Barcelona, 2003.

Pollan, M., *El detective en el supermercado*, Temas de hoy, Madrid, 2008.

Pratt, S., *Superalimentos Rx*, Harper Collins, 2007.

Robbins, A., *Living Health* (Vivir la salud), Robbins Research International, San Diego, California, 1999.

Schlosser, E., *Fast Food Nation*, Debolsillo, Barcelona, 2007.

Seligman, M. E. P., *La auténtica felicidad*, Ediciones B, Barcelona, 2002.

Trudeau, K., *Natural Cures «They» Don't Want You to Know About* (Curas naturales que «ellos» no quieren que conozcas), Alliance, Elk Grove Village, Illinois, 2004.

Zucker, M. & Belfield, W., *How to Have a Healthier Dog* (Cómo tener un perro más sano), Doubleday, Nueva York, 1981.

Algunas páginas web fantásticas que me han sido útiles en mi estudio.

AARP, sobre los numerosos beneficios de andar, *www.AARP.com*.

Center for Food Safety (Centro por la Seguridad Alimentaria) 2008, *www.centerforfoodsafety.org/rbgh_hormo.cfm*.

Informe del Farm Animal Welfare Committee (Comité por el Bienestar de los Animales de Granja), *www.fawc.org.uk/reports/pigs/fawcp006.htm*.

Farm Animal Welfare Council (Consejo por el Bienestar de los Animales de Granja), *www.fawc.org.uk/default.htm*.

Humane Society Press, *www.humanesocietypress.org*.

Guía de salud familiar de la Facultad de Medicina de Harvard (sobre los beneficios de tomar probióticos), *www.health.harvard.edu/fhg/updates/update0905c.shtml*.

Sobre suplementos alimentarios, *www.drlwilson.com*.

Artículos que me resultaron útiles en mi investigación. Puedes encontrarlos fácilmente en la red o a través de una buena base de datos.

«Agricultural Antibiotic Use Contributes to "Superbugs" in Humans» (El uso de antibióticos agrícolas contribuye a crear "superbichos" en los humanos), *Science Daily*, 5/7/2005.

«Americans Slightly Taller, Much Heavier Than Four Decades Ago» (Los estadounidenses, ligeramente más altos y mucho más gordos que hace cuatro décadas), National Center for Health Statistics, 27/10/2004.

«Animal Welfare and the Intensification of Animal Production: An Alternative Interpretation» (El bienestar animal y la intensificación de la producción animal: una interpretación alternativa), David Fraser, FAO, Organización de las Naciones Unidas para la Alimentación y la Agricultura, 2005.

«Antidepressants Most Prescribed Drugs in U.S.» (Antidepresivos, los medicamentos más recetados en Estados Unidos), Elizabeth Cohen, CDC, 9/7/2007.

«Antidepressants versus Placebos: Meaningful Advantages Are Lacking» (Antidepresivos frente a placebos: faltan ventajas significativas), Irving Kirsch y David Antonuccio, *Psychiatric Times*, 2004.

«Associated Press Five Year Study: Drugs Show Up in Americans' Water» (Estudio de cinco años de Associated Press: los fármacos se dejan ver en el agua de los americanos), Jeff Donn, Martha Mendoza y Justin Pritchard, 10/3/2008. Associated Press.

«Baby Food» (Comida para bebés), Andrew F. Smith. *Oxford Encyclopedia of Food and Drink in America*, vol. 1, Oxford University Press, Nueva York, 2004.

«Bleaching Agent in Flour Linked to Diabetes» (Agente blanqueador de la harina relacionado con la diabetes), Janet Hull, *Idaho Observer*, julio de 2005.

«Brain Malfunction Explains Dehydration in Elderly» (Una disfunción cerebral explica la deshidratación en ancianos), *Science Daily*, 18/12/2007.

«Breathing for Perfect Health: The 3-Season Diet» (Respirar por una salud perfecta: la dieta de 3 sesiones), John Douillard, Three Rivers Press, Nueva York, 2001.

«Bullying of Doctors Alleged at Vioxx Trial» (Alegan coacción de los médicos en el juicio de Vioxx), *North Jersey Record*, 15/7/2005.

«Can't Get to Sleep? Try Exercise in the Late Afternoon» (¿Te cuesta dormir? Prueba el ejercicio a última hora de la tarde), Michael J. Breus, *Huffington Post*, 9/7/2008.

«Cattle Feed Is Often a Sum of Animal Parts» (El pienso para ganado suele ser una suma de partes de animales), Lewis Kamb, *Seattle Post-Intelligencer*, 28/1/2004.

«Cholesterol Drugs and Children: A Recommendation Draws Fire» (Fármacos para el colesterol y niños: una recomendación causa controversia), Tara Parker-Pope, *International Herald Tribune / New York Times*, 9/7/2008.

«The Claim: Brown Sugar Is Healthier Than White Sugar» (La reivindicación: el azúcar moreno es más saludable que el blanco), Anahad O'Connor, *New York Times*, 12/6/2007.

«Coke, Pepsi Lose Fight over Labels» (Coca-Cola y Pepsi pierden la batalla por las etiquetas), *Knight Ridder News*, 9/12/2004.

«Concentrated Animal Feeding Operations» (Operaciones de alimentación animal concentrada), CDC, USDHHS, 2011.

«Confessions of a Lymphomaniac» (Confesiones de un linfómano), Hugh O'Neill, *Men's Health*, 2008.

«Counting Blessings versus Burdens: An Experimental Investigation of Gratitude and Subjective Well-being in Daily Life» (Dar las gracias quita cargas: una investigación experimental sobre la gratitud y el bienestar subjetivo en la vida cotidiana), R. A. Emmons y M. E. McCullough, *Journal of Personality and Social Psychology* 84 (2003), págs. 377-389.

«Cruelty to Animals: Mechanized Madness» (Crueldad hacia los animales: locura mecanizada), PETA, 2008.

«The Dark Side of Recycling» (El lado oscuro de reciclar), Keith Woods, *Earth Island Journal,* otoño de 1990.

«The Dark Side of Sleeping Pills» (El lado oscuro de las píldoras para dormir), Daniel F. Kripke, Autoeditado, 2008, revisado en febrero de 2012.

«Demand for Animal Products May Double in 20 years» (La demanda de productos animales podría doblarse en 20 años), VOA, 16/10/2007.

«Everything You Never Learned About Birds» (Todo lo que nunca te enseñaron de los pájaros), Rebecca Rupp, Storey Publishing, 1995.

«ExxonMobil Amasses Record $36B 2005 Profit» (ExxonMobil amasa unos beneficios récord de 36 mil millones de dólares en 2005), David J. Lynch, *USA Today*, 2005.

«Factory Farming» (Granjas industriales), *Encyclopaedia Britannica*, Chicago: Encyclopaedia Britannica, Inc., 2007.

«Factory Farming in the Developing World» (Las granjas industriales en el mundo en desarrollo), Danielle Nierenberg. *World Watch Magazine,* mayo/junio de 2003.

«Factory Farming: The True Costs» (Granjas industriales: los costes reales), Humane Farming Association. HFA.org, 2008.

«Factory Farms Are Responsible for Bird Flu, According to a New Report» (Las granjas industriales son responsables de la gripe aviar, según un nuevo informe), *NF News,* 20/2/2007.

«Factory Farms: The Only Answer to Our Growing Appetite?» (Granjas industriales: ¿la única respuesta a nuestro creciente apetito?) Stanley Baker, *The Guardian*, 29/12/1964.

«Facts about Pollution from Livestock Farms» (Realidades sobre la contaminación de las granjas de ganado), Natural Resources Defense Council, 2006.

«Fact Sheet #1: A Brief History and Background of the EPA CAFO Rule» (Ficha técnica n.º 1: Breve historia y antecedentes de la norma EPA CAFO), John Sweeten y otros, MidWest Plan Service, Iowa State University, julio de 2003.

«FDA Links Antidepressants, Youth Suicide Risk» (La FDA vincula los antidepresivos con el riesgo de suicidio de los jóvenes), S. Vedantam, *Washington Post*, 23/2/2004.

«Forgive and Be Well?» (¿Si perdonas estarás bien?), Melissa Healy, *Los Angeles Times*, 31/12/2007.

«Happiness Is More Than Chasing Pleasure» (La felicidad es más que perseguir el placer), Jane Weaver, MSNBC. 19/3/2007.

«Harmful Pesticides Found in Everyday Food Products: Mercer Island Children Tested in Yearlong Study» (Hallados pesticidas dañinos en productos alimentarios comunes: niños de Mercer Island analizados durante un año), Andrew Schneider, *Seattle PI Newspaper*, 30/1/2008.

«Head to Head: Intensive Farming» (Cara a cara: agricultura intensiva), *BBC News*, 6/3/2001.

«The Health Benefits of Happiness» (Los beneficios de la felicidad para la salud), Mark Easton, *BBC News*, 23/5/2006.

«HFCS Is Not "Natural"» (El jarabe de maíz alto en fructosa no es «natural»), Lorraine Heller, *Informe de la FDA*, 2008.

«History of the Development of Infant Formulas» (Historia del desarrollo de las leches de fórmula) e «Infant Formula: Evaluating the Safety of New Ingredients» (La leche de fórmula: evaluación de la seguridad de los nuevos ingredientes), Food and Nutrition Board.

«Hormones in Water Blamed as More Men Seek Breast Reduction» (Se culpa a las hormonas en el agua de que más hombres pidan una reducción de pecho), Sarah-Kate Templeton, *Sunday Times*, 31/7/2005.

«How Dogs and Cats Get Recycled into Pet Food» (Como se recicla a perros y gatos como comida para mascotas), John Eckhouse, *San Francisco Chronicle*, febrero de 1990.

«An HSUS Report: Welfare Issues with Gestation Crates

for Pregnant Sows» (Informe de HSUS: problemas de bienestar con las jaulas de gestación para cerdas embarazadas), Humane Society of the United States, 6/1/2006.

«Infant and Child Nutrition» (Alimentación infantil), Kenneth F. Kiple y Kriemhild Coneè Ornelas, *Cambridge World History of Food*, vol. 2., Cambridge University Press, Cambridge, 2000.

«Intense Sweetness Surpasses Cocaine Reward» (Una dulzura intensa que supera la recompensa de la cocaína), Magalie Lenoir, Fuschia Serre, Lauriane Cantin y Serge H. Ahmed, Universidad de Burdeos, 2007.

«Is Factory Farming Really Cheaper?» (¿Son realmente más baratas las granjas industriales?), *New Scientist*, 1971.

«Is Unhappiness the Real Cause of a Lot of Disease?» (¿Es la infelicidad la causa real de muchas enfermedades?), Scott Mowbray, *Health Magazine*, 24/3/2008.

«Make Friends with Good Bacteria» (Haz amistad con las bacterias beneficiosas), Cheryl Redmond, *Natural Health*, marzo de 2002.

«Male Fish Becoming Female: Researchers Worry about Estrogen and Pollutants in the Water» (Peces machos que se vuelven hembras: preocupación entre los investigadores por los estrógenos y contaminantes en el agua), Tom Costello, *NBC News*, 9/11/2004.

«Md. Hog Farm Causing Quite a Stink» (Una granja de cerdos que apesta), *Washington Post*, 23/5/1999.

«Merck More about Profits than Healing» (Merck, más por los beneficios que por la curación), *USA Today*, 14/7/2005.

«Merck Used "Dodge Ball" Game on Vioxx Questions: Lawyer» (Merck torea las preguntas sobre Vioxx), Matt Daily, *Reuters*, 18/7/2005.

«Merck Vioxx By-the-Numbers» (Merck. Vioxx, según lo previsto), *Wall Street Journal*, 9/11/2007.

«Mile Trivia.» Mike Tymn. *Running Times Magazine*, mayo de 2004.

«Mind Your Omega-3's» (Procúrate tus omega-3), Karlene Karst, Revista *Health N Vitality*, enero de 2003.

«Mortality and Life Expectancy in Relation to Long-term Cigarette, Cigar and Pipe Smoking» (Mortalidad y esperanza de vida en relación con fumar cigarrillos, puros y pipas), The Zutphen Study, 2007.

«Nexium Acid Reflux Drug Approved for Children Ages 1-11» (Aprobado el fármaco Nexium contra los ardores de estómago para niños de 1-11 años), *Fox News*, 28/2/2008.

«Outcry over Pets in Pet Food» (Indignación por las mascotas en la comida de mascotas), *Los Angeles Times*, 6/1/2002.

«Pesticides Build Up in Our Bodies» (Los pesticidas se acumulan en nuestro organismo), primavera de 2004, *www.panna.org/docsTrespass/chemicalTrespass2004.dv.html*.

«Pesticides in the Environment» (Pesticidas en el entorno), Pesticide fact sheets and tutorial, módulo 6, *www.cornell.edu*.

«Power Steer» (Manejar el poder), Michael Pollan, *New York Times*, 31/3/2002.

«The Purple Pill» (La píldora lila), Christine Bittaro, *BrandWeek*, 11 de octubre de 2004.

«Rethinking the Meat-Guzzler» (Repensar al tragón de carne), Mark Bittman, *New York Times*, 27/1/2008.

«A Review of the Welfare Issues for Sows and Piglets in Relation to Housing» (Análisis de los problemas de bienestar de cerdas y lechones en relación con el alojamiento), J. L. Barnett et al., *Australian Journal of Agricultural Research* 52, 2001, págs. 1-28.

«Scientists: Factory Farming Drop Could End Mad Cow» (Científicos: desmasificar las granjas industriales podría acabar con las vacas locas), *CNN/Reuters*, 4/12/2000.

«Scientists Finding Out What Losing Sleep Does to a Body» (Científicos descubren el efecto de la falta de sueño en el cuerpo), Rob Stein, *Washington Post Sunday*, 9/10/2005.

«A Search for Answers in Russert's Death» (Buscando

respuestas a la muerte de Russert), Denise Grady, *New York Times*, 17/6/2008.

«Self-diagnosis from TV Drug Ads Can Be Dangerous» (El autodiagnóstico tras ver anuncios de fármacos por la tele puede ser peligroso), Bill Hendrick, *Atlanta Journal-Constitution*, 8/1/2008.

«Settling Doubts about Livestock Stress» (Resolviendo dudas acerca del estrés del ganado), Don Comis, *Agricultural Research*, marzo de 2005.

«Sleep Drugs Found Only Mildly Effective but Wildly Popular» (Los somníferos solo son ligeramente eficaces pero enormemente populares), Stephanie Saul, *New York Times*, 23/10/2007.

«Sleeping Pills For Kids?» (¿Píldoras para dormir para niños?), International Bad Product Awards 2007, *Consumerist. com*.

«Stress a Major Health Problem in the U.S.» (El estrés, un problema de salud importante en EE.UU.), American Psychological Association, 24/10/2007.

«Sugar Consumption "Off the Charts" Say Health Experts: HHS/USDA Urged to Commission Review of Sugar's Health Impact» (Los expertos en salud alerta de un consumo de azúcar «exagerado») CSPI, 30/12/1998, *www.cspinet.org/ new/sugar.htm*.

«Supreme Court Rules on Artificially Colored Farm Raised Salmon» (El Tribunal Supremo regula sobre el salmón de piscifactoría coloreado artificialmente), Jim Porter, *Law Review*, 4/4/2008.

«Sweeping Changes to British Farming» (Cambios de envergadura en la agricultura británica), *BBC News*, 1/12/1965.

«These 10 Top Nutritional Performers Can Transform Your Diet—and Possibly Your Life» (Estos 10 alimentos supernutritivos pueden transformar tu dieta y posiblemente tu vida), Carol Ness, *San Francisco Chronicle*, 4/1/2006.

«The Truth about Organic Foods» (La verdad acerca de

los alimentos orgánicos), Jessica DeCostole, *Redbook*, septiembre de 2007.

«Unhappiness Has Risen in the Past Decade» (La infelicidad ha crecido esta última década), Sharon Jayson, *USA Today*, 8/1/2006.

«Vioxx Risk Cited Scientist in 1998: Firm Downplayed Safety Concerns, Lawyer Contends» (El riesgo de Vioxx fue citado por los científicos en 1998: la compañía restó importancia a los problemas para la salud, sostiene el abogado), *Bloomberg News*, 2005.

«Vioxx Risks Understated, According to Trial Evidence» (Se subestimaron los riesgos de Vioxx, según las pruebas del juicio), Alex Berenson, *New York Times*, 21/7/2005.

«The Welfare of Sows in Gestation Crates: A Summary of the Scientific Evidence» (El bienestar de las cerdas en las jaulas de gestación: resumen de pruebas científicas), *Farm Sanctuary*, 1995.

«Why the Organic Revolution Had to Happen» (Por qué tenía que producirse la revolución orgánica), John Simpson, *The Observer*, 21/4/2001.

«Your Body Is Younger Than You Think» (Tu cuerpo es más joven de lo que crees), Nicholas Wade, *New York Times*, 2005.

«Your Body's Many Cries for Water» (Las muchas súplicas de agua de tu cuerpo), Fereydoon Batmanghelidj, Global Health Solutions, Vienne, Virginia, 1995.

Índice